メンタルヘルス原論

熊倉伸宏

新興医学出版社

この本を手にされた方へ

　今,「心の健康」が叫ばれる時代となった。メンタルヘルスという学問が今ほど真摯に求められた時はなかった。

　意外で，スリリングで，創造的かつ人間的な「出会い」。そこにメンタルヘルスの専門性を築きたい。学校，企業，家庭など生活の生きた現実に対応できるメンタルヘルスの書が欲しい。このような要請に従って，**実際的な技法**と**原理**を概論的に論じた新しいメンタルヘルスの書を書いた。

　読者は臨床心理士，精神保健福祉士，社会福祉士，医師，看護師・保健師等，およびそれを専攻する学生，それを教える人たちを想定している。卒前，卒後教育の教科書，あるいはサブ読本として役に立てて頂ければ幸いである。
　これは実務家のニーズに応えるためのものである。ただし，「心の健康」に関心ある方ならば教師や企業の方々や一般の方もまた，読者である。
　　2004年1月1日

　　　　　　　　　　　　　　　　　　　　　　　　　　著　者

目　次

この本を手にされた方へ

はじめに …………………………………………………………1

第一部　実際編

I. 広義のメンタルヘルス …………………………………………11
1.「関わること」………………………………………………11
1) 実際的な行為 …………………………………………11
2) 試行錯誤 ………………………………………………13
3) 実際的な思考法 ………………………………………15
4) 実際的なアプローチ …………………………………16
5)「ケース」とは何か …………………………………19
2.「見ること」………………………………………………23
1) 現場に入ること ………………………………………23
a. 初心者の戸惑い ……………………………………23
b. 出会いの場への参加 ………………………………23
c. 巻き込みサイクル …………………………………25
d. 適切な心理的距離を保つこと ……………………28
2) 集団診断 ………………………………………………29
3.「計画を立てること」，そして「行為すること」……………33
1) サービス提供システム ………………………………33

2) 個人へのサービス ……………………………………34
- a. メンタルヘルス相談 ………………………………34
- b. ケアマネイジメント ………………………………35
- c. ケアマネイジメントのシェーマ ……………………38

3) 集団へのサービス ……………………………………40
- a. チームワーク ………………………………………40
- b. システム作り ………………………………………41
- c. 緊急体制作り ………………………………………42
- d. 評価（エバリュエイション）………………………43

II. 狭義のメンタルヘルス …………………………………46
1. 障害と平等 ………………………………………………46
2. 精神保健の歴史 …………………………………………48
3. ノーマライゼーションと社会参加 ……………………50
4. 精神障害者とは誰か ……………………………………51
1) 障害の定義 ……………………………………………52
2) 精神障害の定義 ………………………………………53
- a. 精神疾患の定義 ……………………………………53
- b. 障害の定義 …………………………………………53
- c. 精神障害の定義 ……………………………………53

5. 精神保健の実際 …………………………………………54
1) 精神障害者の社会復帰 ………………………………54
- a. 精神障害者手帳の交付 ……………………………54
- b. 精神障害者の通院公費負担制度 …………………55
- c. 社会復帰および生活支援のための施設 …………55

2)「強制」入院制度 ………………………………………55

第二部　理論編

1. 心は何処にある ……………………………………………59
2. メンタルヘルスとは何か …………………………………60
   1)「場」のストーリーを読むこと …………………………60
   2)「出会い」のメンタルヘルス ……………………………62
   3) メンタルヘルスとは何か …………………………………63
   4) 健康サービスとは …………………………………………66
   5) 健康の定義 …………………………………………………67
   6) ライフサイクルの視点 ……………………………………70
      a. ライフサイクル …………………………………………70
      b. メンタルヘルスとライフサイクル ……………………71
   7)「心」の健康サービスとは ………………………………73
   8) 実践的人間学としてのメンタルヘルス …………………77
3. メンタルヘルスの実際性 …………………………………81
   1) 実際性とは何か ……………………………………………81
   2) 実際性と幻想性 ……………………………………………83
   3) 実際性の論理 ………………………………………………90
4. メンタルヘルスの専門性 …………………………………92
   1) 専門性の予感 ………………………………………………92
   2) メンタルヘルスという「知」の形態 ……………………93
   3) 自明性 ………………………………………………………94
   4)「場」のストーリーを読むこと …………………………97
   5) 試行錯誤という方法 ………………………………………100
5.「関わること」の理論 ………………………………………101
   1) 参加 participation …………………………………………102

2）連携 coordination …………………………………104
　　3）人間関係の縦軸と横軸 …………………………………108
　　4）人的ネットワーク …………………………………111
　　　a. 個人面接における三者構造 …………………………………111
　　　b. メンタルヘルス面接 …………………………………113
　6．組織論 …………………………………117
　　1）依頼者（クライエント）は誰か …………………………………117
　　2）公共性 …………………………………119
　　3）集団と個人 …………………………………121
　7．補遺：参加型自己決定 …………………………………124
　　1）「自己決定は主体を尊重するか」…………………………………124
　　2）自己決定権の誕生 …………………………………125
　　3）自己決定権の問題点 …………………………………127
　　　(1) 死の自己決定権 …………………………………127
　　　(2) 判断無能力と代理判断（substitute judgement）………128
　　4）インフォームド・コンセントにおける自己決定権 …129
　　5）防衛型自己決定から参加型自己決定へ ………………130

おわりに …………………………………132

理　論

仮説生成的行為と仮説検証的行為 …………………17
地区診断 ……………………………………………30
専門語とカタカナ語 …………………………………64
精神保健福祉士 PSW : Psychiatric Social Worker
　とメンタルヘルスワーカーないしはメンタルヘルス
　ワーカー相談員 ……………………………………77
心的実在と実際性の関係 ……………………………86
ヘルスプロモーター …………………………………107
不在の他者について …………………………………112
集団の定義 ……………………………………………121
中間集団について ……………………………………123

トピックス

実際的情報の不十分性 ………………………………18
藪の中 …………………………………………………61

ケース

近隣苦情 ………………………………………………20
自殺念慮 ………………………………………………88
無断欠勤 ………………………………………………116

エピソード

「あきらめ」と「好い加減」 …………………………25
実学とは何か …………………………………………82
幻想と現実 ……………………………………………84
生のストーリーを読むこと …………………………99
公共性とは何か？ ……………………………………120

はじめに

　初めてメンタルヘルスの現場で働く時，誰もがある種の，独特な戸惑いを体験する。医師とか，臨床心理士という専門において経験を積んでも，この戸惑いは同じである。つまり，メンタルヘルスでは今までとは異なる何らかの**新しい専門性**を身に付けねばならないのだ。

　それでは新しい専門性とは何なのか。この問いが本書の基底にある。

　この戸惑いを見事に表現した記録があるので紹介する。ある臨床心理士が初めて教育相談所に勤めた時の記録である。

　「教育相談室に出勤すると，まず教育相談室の一角にあるホワイトボードにその日の来談予定者を記入して1日が始まった。

　そして来談者が来て，ロビーにあるインターホンで担当者を直接呼び出すまで，それぞれ記録を書いたり，資料に目を通したりしてデスクで時間を過ごす。

　高さ1m20cm程度のスチール製キャビネットに隔てられただけの空間には，電話相談を受ける退職校長が数人控えていて，たとえば，もう何年も引きこもっている子供を持つ母親からと思われる電話に，『専門家として言うけどね，一度心療内科の精神科にかかった方がいいんじゃない』という，やりとりが聞こえて

きたりする。『専門家として』で始まるこのやりとりは、いわゆる"心理の専門家"から見れば奇妙なやりとりであった」(鴨澤あかね．心理士のアイデンティティーの揺らぎ．インターネット・ジャーナル臨床言語研究．第2号，1991．http://www.ij-clsk.org)

このような状況に彼女は戸惑い、更には心理相談を素人の退職校長が行っていることに憤りさえ感じ、心理職としての専門性まで否定されたように思い、深刻に悩む。

しかし遂には、次のような発見に至る。

「退職校長は心理士がしてこなかった経験や知識を持っているうえ、もちろん学校事情には相当に詳しい人々である。彼らの専門性からみれば、私たち心理士もまた、教育相談員の名のもとに"奇妙な"やりとりをしていた可能性は十分にあった。そういった専門性が混在し、しかも混在しているがゆえに、お互いのコミュニケーションを図り、協力して教育相談業務を進める必要があるという認識を、当時の筆者は持ち合わせていなかった。そして心理学や精神医学に関しては、いわば素人同然の知識で対応している退職校長に目を奪われて、自らが学校事情にうとく素人同然であることも顧みず、いらだっていたのである」

その後、彼女は面接にばかり気を取られている自分を反省し、初心に戻って、その場が果たしていた教育制度上の意味、要請、人的資源等について自ら勉強し始めた。

このエピソードは、メンタルヘルスの基礎知識を与えられない

ままに現場に投げ出された人が体験する心的葛藤を生き生きと描いて面白い。しかも，それに対する工夫が記されている。

　彼女は何を行ったのか。

　内的な洞察を深めたということだろうか。退職校長の姿に父という権威像をみて，自分の心の中にある攻撃性と依存のアンビバレンツ（感情の両価性）への洞察を深めた。これが元校長と大人同士の関係を可能にした。このような解釈も可能であり誤りではないであろう。

　しかし，この理解には決定的な見落しがある。最も重要な点は，彼女は自分が置かれている場の状況をより正確に把握する必要を率直に認め，足りない知識を補完し共に働く者との関係を意図的に作り直したのである。場に応じた実際的な関わり方を学習したのである。これこそが彼女の洞察であった。この体験によって，彼女の心理面接そのものも，より味のあるものに育ったに違いない。

　心の専門家が新しいメンタルヘルスの場に入ったときには，誰もが，このような戸惑いの体験をする。そこからの飛躍の技法。それが教科書には書いてない。この本を書く一つの理由がここにある。

　ここに既に**実際性**と「**関わること**」の二つが重要なキーワードとして浮かび上がってくる。

　彼女が行ったことを考えてみよう。

その場に必要な情報の収集・分析の試み。他の人たちとの協力関係作り。実際的な場の観察と連携。ここで大事なことは，これらの作業をしなければ折角，大学で学んだ専門知識を実際に生かすことができないことである。大学では各種の専門知識を学ぶ。しかし，大学で学問は完結しない。専門知識を実際の場で生かすこと。そこに，もう一つ大きな智慧が必要になる。それは実際的な場で学ぶべきものである。実際的知識を身に付けなければ，自分が大学で学んだ専門知識を現場で生かすことすら不可能である。この本は実際的学習のガイドブックである。

　メンタルヘルスで求められる技法の基礎には面接法がある。心の問題を受け止めるには，面接で来談者の話を聞く訓練が必要である。面接法は誰もが身に付けるべき専門的知識であり技法である。この点は幾ら強調してもよい。しかし，面接が如何に重要であっても，それは心の専門家が身に付けるべき技法の中の一つでしかない。面接室に留まるだけでは心の専門家としては極めて限られた役割しか果たせない。

　それではメンタルヘルスの専門性は何処にあるか。一言で言えば「人に関わる」ことにある。ただ，話を聞いているのではない。現実の人間関係に自ら参加する行為者となる。それが難しい。

　実際にメンタルヘルスの専門家はケースの上司，教師，家族に直接会って話し合い，意見を交換し調整する。本人を加えた合同面接もある。そこで休学や休職に関する実際的な事項について話し合い，共同の意志決定を行う。例え，ケースと家族と教師と心の専門家が一堂に会して話し合う場合でも，その行為は決して単

なる家族療法ではないし集団療法でもない。メンタルヘルスの場には異なった専門知識を持った人達が沢山いる。それが対等に出会い話し合う。この意味ではメンタルヘルスの専門家もまた，人間関係に参加する行為者の一人なのである。

学校における学業・進路相談や企業のメンタルヘルス相談，地域における保健師等の精神保健活動は地味ではあるが以前からあった。その対象になる人は生徒・学生であり，社員であり，一市民であった。つまり，生活の場における生活者が対象であった。数名の専門家が1万人ほどの集団を受け持つ。彼らの多くはクライエント（依頼者）ですらない。「患者」であることは更に少ない。このサービスの真のクライエントは誰か。このような基本的問いが未だに不問のまま隠されている領域，それがメンタルヘルスである。

メンタルヘルスの活動に参加する専門家は臨床心理士，社会福祉士，医師や保健師等である。つまり，メンタルヘルス活動では一つの専門職が絶対的優位に立つことはできない。医師が責任者になる場合が多いが，その理由は医師免許の性格上，法的責任を負いやすいだけであって，医学的知識を中心にしてメンタルヘルスが構築できるという訳ではない。重要なことは，教師や社員や住民が極めて重要な役割を果たす点である。メンタルヘルス活動は当事者たちの積極的参加がなければ作動しない。

このようにメンタルヘルスの仕事は複雑である。余りに複雑で理論化の努力を放り出したくなるほどである。しかし，心に関わるから難しいのは当然なのである。社会的ニーズが極めて高く重

要であるが,そこに独自の専門性があることは未だ認識されていない。専門家ですら「メンタルヘルスとは何か」と問われると困惑する。それ故に極めて面白い学問分野である。

　自分が学んだ個別的な専門性を確立したうえで,それを超えた何かが加わった時,それまで学んだ専門知識が初めて実際の場で生かされる。初めてメンタルヘルスの専門家となる。そこに新しい専門性である実際性の学問が生じる。

　実際性の学問。明確な理論が未だ同定できない領域。一見したところ雑務,実学,生活の知恵として片隅に追いやられる領域。心の専門家ですら,その特異な重要性に気付かない。大学研究室の業績主義には馴染まない。決定版となるような教科書も理論も見当たらない。疎外された専門性。疎外された「心」。この状況こそが真に新しいものの誕生を予感させる。そこに新しい専門性が見えてくる。

　面接法の詳細,および精神疾病論については,前書,「面接法」と「精神疾患の面接法」(共に新興医学出版社)で既に述べた。むしろ面接法と精神疾病論を除いたところにメンタルヘルスの特徴がある。そこで初心者と学生には前二書と本書を三部作として併用することを強く勧めたい。

本書の構成：第一部　実際編では現状に即した技法を概説した。第二部　理論編はメンタルヘルスの基礎概念と理論を論じた。メンタルヘルス理論は特定の理論,立場,専門性に偏ったものであってはならない。それが本書を書くときの要請である。独断的理論の存在を認めない徹底した折衷的な立場。そこに留まったまま

で**実際性**と「**関わること**」という二つのキーワードを軸としてメンタルヘルス概論を提示する。

第一部　実際編

「実際編」ではメンタルヘルスの実際を紹介し，**現場で用いられている技法**を概説した。実際の場に長年にわたって蓄積された無意識的な「知」の体系を概論的に描いた。ここに書いた体系は理論的に組み立てたものではない。実際に行われていることを体系的に記述したものである。初心者にもわかりやすいように私の経験を加えた。なお，理論的な根拠については「理論編」で取り上げる。

実際編の構成は以下の二つに分けられる。
Ⅰ．広義のメンタルヘルス
Ⅱ．狭義のメンタルヘルス

メンタルヘルスという言葉は，その対象の違いによって，広義と狭義の二つに大きく分けられる。
広義のメンタルヘルスは広く一般の市民生活における心の問題を扱う。これを指す場合には，心の健康，メンタルヘルスという日本語を用いることが多い。一方，精神障害者だけを対象とする時は**狭義のメンタルヘルス**と呼ぶ。生活支援等について独自のサービスが必要なので，それを学ぶ必要があるからである。行政が**精神保健**という言葉を用いる場合は，実体的にはこちらの意味であることが多い。

重要なことは，広義のメンタルヘルスと狭義のメンタルヘルスの関係である。余りにも当たり前のことであるが，広義のメンタルヘルスの恩恵を精神障害者も健常者と同じく甘受する。精神障害者も健常者と同じ「人」であり一市民だからである。それが広義のメンタルヘルスの視点である。

I. 広義のメンタルヘルス

1.「関わること」

1) 実際的な行為

　この本の冒頭はメンタルヘルスの初心者が現場に入ったときの戸惑いのエピソードであった。冒頭にこれを引用した理由はメンタルヘルスで求められるのは単に面接室の中での人間理解ではないことを知って欲しいからである。メンタルヘルスで求められるのは実際的な意志決定と行為形成である。このため精神療法や精神医学の理論だけでは不十分なのである。

　メンタルヘルスの専門性は以下の二点に特徴がある。
　1) 専門家は「場」の**人的ネットワークに参加し連携する行為者**となる。
　2) その行為は**試行錯誤**である。

　メンタルヘルスで実際に求められるのは,「どのように問題が生じ,どのように解決したら良いか」というストーリーを人が納得いくように紡ぎ出すことである。実際編では初めてメンタルヘルスの場に関わる専門家が出会うであろう多彩なストーリーを紹介する。新しいストーリーは「実際に人に関わる」ことから紡ぎ出される。「関わること」のキーワードは参加と連携である。そ

の詳細については理論編で取り上げるので，ここでは敢えて，これらの言葉を用いないで具体的に論じることにした。

　自殺予防，ローティーンの重大犯罪など，もはやメンタルヘルスは社会にとって切迫した課題である。そこで依頼者は過大な期待と幻想をもって心の専門家を迎える。しかし，実際には心の健康は身体健康のように一筋縄にはいかない。心の健康では唯一絶対な答えを持つものはいない。人的ネットワークの中に参加した者が智慧を出し合う他にない。

メンタルヘルスは集団の合意形成のプロセスである。

　それは心の個人療法が患者と治療者の同意形成のプロセスであるのと似ている。そして治療においては患者自身と治療者自身の何らかの変化が必要となるように，学校や企業も何らかの意味で自ら変わるはずである。この点を理解する依頼者は少ない。採算性も求められる。色々な困難がある。その状況で人的ネットワークの中で協力し合意による行為形成をする。それに応えるには極めて困難で高度な専門性が求められる。それは「大人」の感性を求められる世界でもある。

　実際に現場に入ると解決して欲しい問題を山ほど持ち込まれる。直ちに具体的な対応を求められる。そのような体験を何度もするであろう。敢えて初心者にアドバイスするならば，決断と行為が求められるからといって力むことはない。達人であっても簡単に方針が出ない問題が多いからだ。「目立たず，力まず，広く意見を聞く」。舞台の黒子のように心掛ける。それが実に難しい。

2）試行錯誤

　試行錯誤的な行為とはその場限りなデタラメの行為のことではない。実際的な問題解決は試行錯誤的であると言いたいのである。何故なら，「関わること」とは人間の，あるいは生きた場の一回性と関わることである。如何なる科学的知識を用いようと一回性に関わるのであるから基本的には試行錯誤的でしか有り得ない。

　そこで先ずは試行錯誤について一定の構造を把握しておこう。その構成要素を知覚 perception，判断 judgement，行動 action，反省 reflection という4要素に分けて考えるのが普通である。

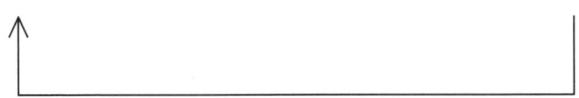

「見る」　→　「考える」　→　「行動する」　→　「反省する」

　各要素を説明すれば，1)「見る」とは知覚であり，認知であり，認識である。「どのような問題があるか」を自分の目で見て，自分の耳で聞き，それによって状況分析することである。2)「考える」とは問題解決のための分析と計画作成のことである。つまり手に入れた情報をもとに行為のプランを立てることである。3)「行動する」とは解決のプランを実行に移すことである。4)「反省」とは行為の結果を振り返り次の行為で何をすべきかを示すことである。結果を見て修正し次の行為がより適正になるようにフィードバックする。モニタリングともいう。適切な日本語がなく反省と訳したが誤解しないでいただきたい。

　モニタリングというと特殊に聞こえるが，行為が試行錯誤的なので結果を見て将来の方針修正をすることである。当面の対処が

できた後で事後のフォローアップを行う。忘れてならないことは，スタッフは交代する時が必ずくることである。自分の行った仕事の真価がわかるのは自分がその職場を辞めたときである。初心者の方はこの言葉の意味がわからないかも知れない。その場合でも，そのように思って働くことを勧めたい。地味であるが，この点を頭に入れておくだけで実際的行為に深みが出る。そのようにして専門家としての信頼は築かれる，と私は思う。

このシェーマは極めて常識的である。余り常識的すぎて専門的とは感じないかも知れない。初心者はこれが研究計画書作成の手順と似ているので，これならば知っていると思うかも知れない。そのような人は大抵，初めから複雑な計画を立てて失敗する。

そこで原理的なアドバイス。**兎に角，先ずは現場を見て，そこで情報を集め意見を聞く。そこからすべてが始まる。**そこから試行錯誤が始まる。現場主義。実験主義と決定的に異なる点である。

さて試行錯誤のシェーマは次のように表現すこともできる。何人かの読者はこのシェーマならば見たことがあると感じるはずである。当然のことである。後に述べるケアマネイジメントやシステム評価の図式と殆ど同じである。この単純なシェーマが頻繁に用いられる理由は実際的な問題解決は試行錯誤的だからである。これを知っていれば読者は今後，この種のシェーマを眼にして驚くことはないだろう。

なお試行錯誤のシェーマの意義を説明しておこう。

心の理論・技法論は無数にある。当面，関心を持った理論をこのシェーマに当てはめて考えると良い。良いことを言っているようで具体的な行為形成に至らない理論。陳腐に見えて意表を突く

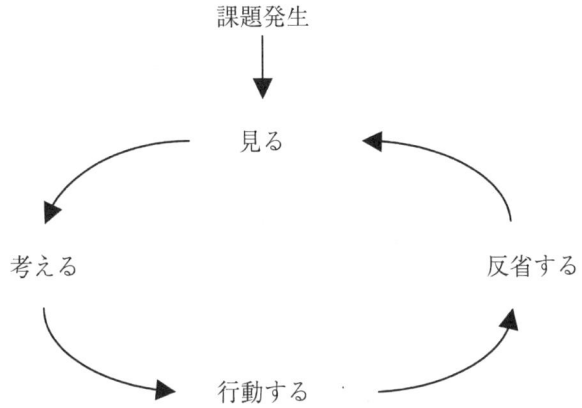

発想を与えてくれるもの。実に多様である。私個人の経験では「心の構造は云々」、「人間の生き方は云々」という類の大上段に構えた心の理論は実際に応用が利かない場合が多い。常識的であるが、やはり心理学、社会福祉、健康科学等の基礎学問が一番大切だと思う。「灯台もと暗し」というように、手元にある優れたものを徹底的に学ばずに遠くのものに手を出す。人の常である。

次ぎに試行錯誤における思考法と行為形成の特性を提示する。

3) 実際的な思考法

試行錯誤が何故、重要かについて私の考えを説明する。メンタルヘルスに関係する学問は心理学、保健学、EBM（根拠に基づく医学）など沢山ある。問題に対処する際に考えられる学説は無数にある。それらをここでは個別理論と呼ぶ。無数の仮説を無数の個別理論（学説）が支えている。沢山ある個別理論の中でどれが一番状況に適しているかが実際的な問題となる。そのような実際的問いには個別理論は答えられない。個別理論だけでは個別状

況に応じた妥当な実際的行為を形成することはできない。

そこで個別理論を適正な行為に結びつけるための理論が必要になる。試行錯誤のシェーマがその役割を果たす。個別理論は何でもよい。ただし、それを実践に移して良い結果が出るかを判断する。つまり、このシェーマは個別理論の背後にある実際的な基礎理論でありメタ理論である。基礎理論は何らかの意味で「人間とは？」という問いについての包括的理論に支えられたものである。この本では、それを実践的人間学と呼ぶ。

コンピュータの比喩で説明する。試行錯誤のシェーマは多数の専門ソフトを使用するときに必要となる基本ソフト、つまり、OSである。ウインドウズである。そして個別理論はその上に乗った多彩な個別ソフトである。個別理論は時には特許さえ持つ一つの商品である。そこで場のニーズに最も合致した個別理論、個別ソフトを選んで実践に結びつける作業が必要になる。これを行うのが基本ソフトである。個別ソフトとOSの関係、つまり個別理論と基礎理論の関係は逆転することはない。個別理論が基礎理論を倒すことはない。基礎理論が倒されるのは、より実践的な基礎理論が提示された時だけである。当面、試行錯誤のシェーマよりも実際的なものを私たちは知らない。科学の進歩にもかかわらず、人の思考力が基底においては如何に限られたものかを改めて思い知らされる。

4) 実際的なアプローチ

実際に現象に関わる場合には大きく分けて二つの方法がある。実際的か実験的かである。この区別は学問一般を通して論じられていることである。ここでは実際的か実験的かという区別を**仮説**

生成的行為と仮説検証的行為に分けて考える。ただし通常，すべての行為には二つの側面が備わっており，この区別は概念的である。医学では社会医学と実験医学，心理学では社会心理学と実験心理学の差となる。何を行うにも両方の知識が必要だが，メンタルヘルスでは社会的アプローチが主体となる。

要するにメンタルヘルスは実際性の学であり，実験室の学ではない。

（理論：仮説生成的行為と仮説検証的行為）

社会医学の研究方法は仮説生成的と仮説検証的に分かれる。前者の典型が実態調査である。これによって多要因が複雑に入り組んだ複雑な情報が得られる。極めて実際的な手法である。後者の典型が実験的手法であり，その中でも無作為化比較臨床試験（RCT：randomized controlled clinical trial）が典型である。これは実験群とコントロール群との無作為割付法，前向き調査法，二重盲検法の三条件を充たした実験的研究である。今流行の「根拠に基づいた医療（EBM）」とはRCTの知識を集約したものである。この両極の間にスペクトルムができる。そこに幾つもの調査方法が成立する。

ケース・コントロール研究では二群比較だけが行われる。これに加えてコホート研究では前向きの調査が組まれる。ただし盲検法と無作為割付は行わない。

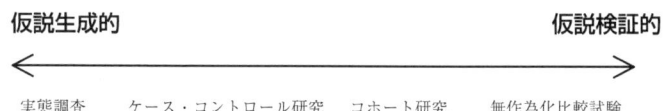

メンタルヘルスは実際的行為であるから，複雑，かつ不十分な情報で行為形成することを求められる。ここで仮説生成的行為に触れたのは，この点を強調したかったのである。

実際の場では，何か問題があるが何が問題なのかがわからない状況が多い。この場合は多数の要因，複数の仮説を念頭において行動しなくてはならない。それが仮説生成的行為である。例えば，ある集団において自殺予防の対策を立てて欲しいと責任者から依頼されたとする。初めは多数の原因を考えねばならない。初めから「うつ病による自殺」にだけ絞り安易に抑うつスケールを用いたりすると，それが先入観となって本当の問題を見落すことになる。陥りやすい誤りである。

　ハイリスク研究を論文レビューすると抑うつ状態と自殺は関連が高いということがわかる。しかし，このことは特定集団でうつ病対策が最も有効だと決めつける根拠とはならない。集団固有の問題を同定する作業，および集団全体のメンタルヘルス向上の方が自殺を抑止する可能性が高い。

　まずは単一原因を決めつけるのはなくて，自ら現場に行って対人関係に参加して話し合う。できるだけ多くの視点，広い視野から見ることを心掛ける。先ずは現場を見て，そこで得た情報をノートに記録する。仮説生成的行為では試行錯誤のプロセスが幾重にも積み重なり極めて複雑である。要因が多すぎて実験計画書のように明快なプランは作りがたい。如何に情報整理を体系的に行うか。そのテクニックがメンタルヘルスのポイントとなる。

(トピックス：実際的情報の不十分性)

　企業のある部署において無断欠勤が多発した。それに気付いた保健師がスタッフの研究会で報告した。そこに提示した資料は人数と欠勤数だけのデータであった。その保健師はすまなそうに，「不十分なデータで申し訳ありません」と言い添えた。私は『それは違うのではないか。ここに提示しなければ，その問題が存在することすら皆に認知

されなかった。初めは資料が不十分なのは当然ではないですか』と答えた。

　実際的な情報は何らかの意味で不十分である。その不十分さを明確に認知できることの方が大事である。不確実さ，不十分さを大事にしなければ，実際的なものは見えなくなる。その方が危険である。不十分なデータでも重要なものがある。ここが実験室の研究計画とは違う。幾ら緻密な計画を立てても，それが実際の状況に即していなければ誰も相手にしない。しかも意志決定が求められる時には，必ず不確定性がある。上記ケースでは当然，欠勤者の年齢分布や業務内容などを調べることになる。しかし，そのようにしているうちに次の新しい問題が生じ，当面，欠勤の問題が解決されずに留保されることすらある。実際的な出来事は予測を超えた展開を示す。それは基本的に不確定性に支配されている。生きたプロセスの中では本来的に試行錯誤的な行為しか許されない。

　初心者は単一要因に的を絞った仮説検証的行為に関心を示すことが多い。しかし，それは実験室的な思考であって，実際の状況で単一要因的なわかりやすい状況が生じることは殆どない。実験を実際の場で行えば，それは人体実験なのである。

　不十分な情報のままで解決の方針を立てる。不十分な情報，つまり不確定性の中で方針決定をする。要するに情報に不確定性が多い場合ほど，選択肢が多く意志決定の範囲が広い。そこで関係者の間での合意形成が重要になる。それが実際であり，それを依頼されるのが専門家である。

5)「ケース」とは何か

　ケース case という言葉は事例，問題，事情，状況，患者，病人などと訳される。特定の個人を指したり集団を指したりする言

葉である。「……の場合には」という「場合」という日本語の語感に似ている。この本では特定の個人に注目するのではなく，実際に起きている事態・状況を指す言葉として用いた。「ケース」に注目し臨機応変に対応するのがメンタルヘルスである。そして個々のケースへの関与は本来的に試行錯誤的である。

「ケース」とは何かは，具体例で説明した方がわかりやすい。ここでは試行錯誤，誰と誰が如何に「関わる」かなどを考えながら読んでいただきたい。

(ケース　近隣苦情)

　都内の某保健福祉センターで行っているメンタルヘルス相談のケースである。東京特別区ではセンターは区行政の管理下にある。一つの区には数施設のセンターがあり，各センターには十数名の保健師が属し，各員が約一万人程度の担当住民を受け持っている。

　その中のある地区の住民から連絡が入った。保健師達はこれを近隣苦情という。隣人の訴えを要約すれば，「隣家に住む主婦Aの様子が変だ。どうにかできないか」というものであった。住民の要求に対応するのは重要な仕事である。

　先ずは現場に行く。それが原則である。基礎情報を整理してから地区担当の保健師が家庭訪問をした。A婦人は小学校二年生の息子Nと二人で古い一戸建に住んでいた。本人は保健師の訪問に対して予想外に好意的であり，お茶を出して受け入れた。

　得られた情報をまとめると以下のようである。数年前にAの両親は他界した。Aは半年近く前から雨戸を閉め切ったまま閉じ籠もるようになった。理由は「誰かに狙われている」ということであった。妄想状態であるため通院医療を勧めてみるが，それに対しては頑強に聞き入れない。

　そこでスタッフでミーティングを開いて対応を検討することになっ

た。このケースでは何が問題なのか,何をすべきかが話し合われた。Aが統合失調症を病んでいる可能性は高い。先ずは受診し入院治療をさせようと話し合った。しかし,現時点で自発的受診はないだろうと判断された。そのために現在,何が問題かを改めて整理した。Aは家から出ないだけで近隣に大きな迷惑を掛けてはいない。近隣の訴えは,「周囲に危害を加える訳ではないが,このまま放って置くのも忍びない」と言うものであった。大声を出したり近隣に迷惑を掛ける行為はない。いわゆる自傷・他害の行為はない。「強制」入院も非該当であった。

それでは近隣が何を不安に思い,また,スタッフが取り組むべき問題は何だったか。Aは小学校の息子Nが誰かに危害を加えられることを恐れて学校に行かせないのである。先ずは息子の義務教育を保証しなくてはならない。息子を通学させるには何をすべきかに議論は絞られた。既に2001年に児童虐待防止法が成立している。このケースでは強制的な介入によって息子を保護するべきかが話し合われた。

ここまで問題が整理され改めて担当保健師の意見を問うと,「Nの通学だけならば説得できそうだ」と言う。近隣の民生委員等,幾つかのサポートの当てがあると言う。単にAを治療に乗せることだけを目的としては実際の事態は好転しない。精神科通院が困難なのは信頼関係ができていないからである。このように実際の人的ネットワークに参加し,実際的なストーリーを紡ぎ出すことが先決なのだ。決して患者だけを援助対象とするのではない。場には援助を必要とする人が複数いる。場にいる人がすべて同じくサービスを受ける権利を持つ。ネットワークの全体,その歪みを見ることが一番,大事である。

このケースではNの通学を援助することがA自身の信頼を得ることにもなる。新しい方針の結果を見て次の方針を立てることになった。

要するにケースとは状況である。試行錯誤的とは「一件落着」を狙うことである。ただし,一件落着といっても人の心に深く訴えるものもあれば,単に事務的に片づけただけで心のないものも

ある。結果として仕事の質に差が出てくる。その場にいる人には，その差は丸見えであるが，意外に専門家本人は気付かない。これが専門家の怖いところである。メンタルヘルスの質は実践的行為の説得力にある。

　試行錯誤的というのは上記のような臨機応変な対応のことである。キチンと受診しなくてはケースに対応できないというのではメンタルヘルス活動ではない。現実のダイナミズムの中では情報は常に不完全である。このケースでは息子の通学が切迫したテーマであった。要するにクリニックで働いている時よりも，より広い視野が求められる。

　メンタルヘルスの問題解決の方法は単に病人を捜し出すための診断学にあるのではない。問題解決は，ある個人，ある病気の治療にあるのではない。「場」の問題を発見し対応する。個人中心型ではなくて状況中心型の課題解決を行う。そう意識していないと状況の矛盾がすべて特定の個人，弱者の病理に還元されてしまう。早期発見早期治療という予防医学に留まっては個人中心の医学的解決から踏み出すことができない。

　以上で「関わること」についての説明を終える。次ぎに試行錯誤のシェーマの各段階を順番にたどることにする。ただし，以下の見出しは話の筋道を追いやすいように便宜的に付けた。実際には内容は相互に入り組んでいる。従って，余り見出しにこだわらずに読み進んでいただきたい。

2.「見ること」

1）現場に入ること
a．初心者の戸惑い

　現場に入ることは現場の人的ネットワークに入ることである。その過程を自己観察し分析する。そこから専門家としての実践が始まる。メンタルヘルスの最初の仕事はここに始まる。

　メンタルヘルスは「集団における人」を対象にする。観察対象である人的ネットワークそれ自体に自ら参加する。場に参加することによって実際的な問題解決を探る。人はそれぞれが個性を持つように集団も個性を持つ。新しい現場に入る時，新しいケースに出会う時，新しいプロジェクトを立ち上げる時，熟練した心の専門家すら将来は読めない。読めないから試行錯誤する他にない。必ず予想外の結果，反応が出てくる。私自身は今でも新しい組織に関与するときに，「私に何ができるのだろうか」と不安になる。つまり専門家として新しい人的ネットワークに入ることは内なる不安との闘いである。

　逆説的に聞こえるだろうがこの難しさがわかれば，もう初心者ではない。実はこの難しさは「生きた現実」と関わる難しさである。しかし，初心者は人を相手にする難しさも，困難から可能性を見出す技法も知らない。

　初心者はただ，人間関係の複雑さ，不可解さに無防備で投げ込まれるだけである。そこで初心者が「見る」のは何か。

b．出会いの場への参加

　現場に入ることは複雑な現実に投げ出されることである。そこで知っておくべきことはただ一つ。素人では答えの出ない困難な

問題だからメンタルヘルスの専門家が呼ばれたという事実である。困難を冷静に認識し分析する態度こそが専門家に求められる。精神医学や臨床心理学を応用する場という程度の認識ではメンタルヘルスの実際には対応できない。生きた現実との関わりに対応できない。

生きた場は出会いの場である。一人に出会う時にも多数の人が関係してくる。直接的に間接的に多数の出会いがある。それぞれの人が異なった個性と利害と問題を持つ。個人が一つの有機体であるように，そこで出会う人達は一つの集団であり，それ自体が有機体である。心の専門家は心が合理を超えたものであることを知っている。同じようにメンタルヘルスの専門家は組織，人的ネットワークもまた，生きており，非合理であることを知っている。実際的なものは非合理である。この単純な点に気が付くまでに私は何年もの時を費やした。

集団も一つの生きた有機体である。本来的に非合理性である。専門家として心掛けることは，何時もシャープに構造化された論理を持って非合理に臨む姿勢である。合理と非合理のダイナミズムを見ること。ここに上記の試行錯誤のシェーマが成立する。

初心者が現場に入るときに，初めから，現実が非合理で神秘性を備えていることを知っていれば不要に力まないですむ。その場にいる人達に率直に意見を聞き協力を求めることができる。しかし，専門家にとっては素人に率直に意見を聞くことが一番難しい。しかし，その姿勢がなければ「関わること」が有効な武器とはならない。

c. 巻き込みサイクル

　新しい状況の中で初心者は不安と緊張を体験する。不安だけではない。大きな夢もある。夢がプラスに作用するとは限らない。この点は特に注意すべき点である。過度な感情的負荷の基では人的ネットワークを対象化して冷静に見ることは不可能になる。良い仕事をしようと熱意に燃えること自体は良いことであるが，如何にも風車に挑み掛かるドン・キホーテのように気持ちばかり先に出て，前向きを通り越して，前のめりの姿勢になる。此処で躓く。これでは人的ネットワークは見えない。そこに関わることもできない。そのことすら気付かない。

　人的ネットワークに参加したつもりが，実際には人間関係の謎の中で自分を見失う。こうして身動きがとれずに自己崩壊していく若い人を目の当たりにする。

　「メンタルヘルス専門家のメンタルヘルスこそが重要である」といわれるのは，このような理由である。

　これと関連して，社会学者ゴッフマン・Eが指摘した**巻き込みサイクル** involvement cycle という現象がある。彼は精神病院職員を観察し興味深い現象を観察した。新しく就職した職員は始め強い熱意を示し活動的である。しかし，多くの困難に直面して間もなく消耗する。同じことが多くの人に繰り返されるのでサイクルと名付けられた。メンタルヘルスでも同じである。この困難に適切に対処しなければ「燃え尽き症候群」に至り仕事を辞めて行くことになる。

(エピソード：「あきらめ」と「好い加減」)

　メンタルヘルスに入ってくる若者が現場の実践で消耗し「あきら

め」を感じたとき，その人はそれで終わるのだろうか。「あきらめ」という言葉は勿論，日常的にはネガティブな意味である。しかし，よく考えてみると，面白い言葉である。一種の救いを含んでいるからである。

今の企業は効率アップによって生存競争を生き残ろうとする。某保健センターで私が見たのは，スタッフ全員が実に多くの仕事をこなし憔悴する姿であった。スタッフの神経性疲労。スタッフの相談役は私の仕事であった。しかし，どのように切り抜けたらよいか。私にはわからない。ただ，その場に顔を出して話を聞くだけである。

その日も不安を持って現場を訪れた。すると予想に反して皆の表情は明るい。何が起きたのだろう。驚いて聴いてみると，「仕事は今も大変。状況は何も変わらないから。でも全部はできない。あきらめた」と笑いながら答えるではないか。

私はとっさにある研究会で「あきらめ」がテーマとなったことを思い出した。色々な意見が出た。一貫していたのは，「あきらめ」という言葉には状況が明らかになるというポジティブな意味が含まれるという点であった。「太陽の光で見ていたものを月の光で見ることだ」と表現する先生もいた。日常的な見方を脱し新しい視点に立つと「生」のポジティブな力が発現する。あきらめの心理は虚心の眼差し，新しい心の形を与えてくれる。そこに新しいものが見えてくる。

「好い加減」という言葉も面白い。メンタルヘルスでは多くの異なった個性が出会う。その連携が求められる。人的ネットワークの適切なバランスが何処にあるか。それを探るのが連携であるが，それは人的ネットワークの丁度，好い加減なバランスを探ることである。

この二つの言葉はともに自分の思い込みを捨て他に委ねること。我を捨てる「潔さ」という点で共通である。他とは他者であり，内なる他であり，流動する「生」である。カオスとしての自然である。「生」のダイナミズムに身を委ね，虚心に状況を眺める。一見，挫折にみえる体験が実は新しい発見を生む。真の洞察とは常に何らかの意味で挫折である。その時，前のめりの姿勢は，初めて，前向きの姿勢に成長する。「あきらめ」といっても，実は少しもあきらめてはいないのだ。

一種のしぶとさと実際的な感性を身に付けただけなのだ。こうして，心の職場で働く心的準備はできあがる。皮肉を込めて表現するならば，「あきらめ」と「好い加減」をスローガンにする職場こそが最も効率的なのであろう。やはり集団は生きている。読者はこの話を如何に感じるだろうか。

　生活の場に入る困難。それを体験したことがないのが初心者である。逆に言えば，上記の知識を知っていれば当面の危機は回避される。初心者の熱い熱意が問題なのではない。それがなければ如何なる専門性も身に付かない。仕事に熱意を持つことが誤りのはずはない。私の経験では初心者が組織の批判を初めたときには，それは大抵は自分を見失っている徴候であった。批判がいけないのではない。むしろ非合理が本当に見えていない点が問題なのである。批判が甘く本質を突いていない。だから有効な方針を提示するに至らない。つまり自己正当化のための批判。自分の挫折を直視できない。ここに問題がある場合が多い。むしろ場の批判は初心者の示す求助行動の一つである。そんなとき私は職場の新人サポート体制に問題があるのではないかと疑う。

　初心者はどのような姿勢でいたら良いか。何が見えないのか。

　個人も組織も生きている。「生きたもの」は本質的に理屈を超えた存在である。解決不能なコンフリクトで満ちている。自分の思い通りには行かない問題が生じてくる。それは当たり前のことである。その状況で理屈にあった行為をするのが専門家である。少なくとも依頼者はそれを期待する。合理と非合理，理論と実際の関係を常に意識すること。そこに試行錯誤のシェーマが役に立

つ。

なお，この時，重要な役を果たすのが現場研修を提供する現場責任者である。メンタルヘルスの現場研修が適切に行われてという話を殆ど聞かない。しかし現場で指導が行われていないとも私は思わない。先輩達はそれぞれが苦労して現場に入った貴重な経験を持つ。その体験を初心者に語るだけで大きな情報が伝達される。体系的知識ではなくとも，そのような情報に接しうることは初心者にとっては貴重である。先輩は先輩としているだけで既に多くの指導をしているのである。初心者はそこで新しい学習方法を身に付ける。いくら組織だったカリキュラムを作っても実際的学習の基本は自己学習である。

d. 適切な心理的距離を保つこと

面接者と来談者の間に適切な心理的距離が必要だと指摘したのは土居健郎先生である。これは新しく集団と関わるときにもいえることである。集団との適切な心理的距離が必要である。集団には集団の論理がある。メンタルヘルスの専門家が従うべき論理もある。メンタルヘルスの場は異なった論理，利害を調整し協力し合う場である。組織と自分の考えが異なるときがしばしばある。「関わり」とは多様性である。

要は冷静に分析することが大事である。初心者はこれができない。心の問題，人間の問題では自分が解決すべき問題と，相手が解決すべき問題の区別すら見えなくなる。心の専門家は心理化して考える傾向があるので，余計，集団の問題に「巻き込まれ」やすい。その結果，組織への怒りや不満に動かされる。

こうして相談室に籠もる心の専門家が出てくる。組織から身を隠し来談者との面接の中でのみ自分の満足感を保とうとする。その結果，人的ネットワークの中に入れないのは，自分ではなくて

組織に原因があると言い訳する。

　心の専門家は人的ネットワークに入ることによって自分の中に喚起される感情を観察し分析する。個人精神療法と同じである。熱意と同時に冷静な分析眼が求められる。口で言えば簡単なことだけれど，それは一流の芸術家やスポーツマンの世界に通じるものである。要するに，激しい情熱にのみ身を任せるだけでは良い作品はできない。心理的距離を取りすぎては関わることすらできない。適切な距離を保つには自己チェックが必要である。

　自分がその場の問題に巻き込まれ自分を見失いつつあることに気が付くのは同僚や先輩である。職場で他者からのフィードバックを求める姿勢，人の意見を聞けること。**問題の共有（シェア）。つまり適切な距離で課題を共有する姿勢。これが基本である。**

　これもまた人的ネットワークの中で働くための智慧である。そのような対人関係を持てない人にはメンタルヘルスは難しい。同じ理由から，職場を離れたところにいるスーパーバイザーにのみ頼る人も本当の問題は見えなくなる。

2）集団診断

　現場に入って初めにすることは集団を見ることである。ここで集団の特性を把握することを**集団診断**と呼ぶことにする。

　集団への関わり方が集団観察の質を決定する。

　集団診断とは集団全体，サービスの提供システム，そこにいる個々人を見ることである。そこで得られる情報を規定するのは常

に専門家である「私」が如何に集団に関わったかである。専門家として場に参加する仕方が異なれば，集まる情報も異なり，集団が異なって見えてくる。

(理論：地区診断)

　健康サービスの地域活動では地域診断という言葉が今でも用いられている。約50年前に埼玉県千代田村で行われた「健康促進の実践」において地区診断という言葉が用いられた。それは実践から発掘した実際的な理論であること，健康問題を医学的側面だけではなく社会的な立場から取り上げた点が特徴的であった。

　後に彼らは地区診断の代わりにコミュニティ・アプローチという言葉を用いたが，それは「地域社会において，その住民の福祉を妨げている共通的な問題を発見して，その問題をさらに分析することによって適切な対策を樹立する」と説明された（柏熊岬二，青井和夫，小倉学，宮坂忠夫：コミュニティ・アプローチの理論と技法：地区保健福祉計画の手びき　續文堂　1963）。彼らの著作からは実際に地域に関与していく様子が手に取るように見える。医師，心理士，社会学者が協力したプロジェクトという点も参考になる。地域という言葉を集団に置き換えれば現在の健康サービスに多くのヒントを与えてくれる。この本で集団診断という言葉を用いたのは，この歴史的業績に学ぶためである。

　以上のように，古典的には健康サービスは「地域」を単位として論ずるものであった。当時は地域を診ることは，地域に生きる人を診ることであり，人を知ることであった。何故，そうであったか。当時，地域はそこに帰属する個人の経済，教育，健康のすべてを包み込んだ生活共同体だったからであろう。人の生活圏を地理的境界によって明確に定義することができたからであろう。地域社会の崩壊によって上記の地区診断の手法はそのままでは利用できなくなった。しかし，その歴史からは学ぶべきものは未だに沢山ある。そう考えて敢えて「診断」という言葉を残したのである。

原理的には集団の全員を視野に入れる。集団を構成する各個人に均等に関心を示す。集団と接する時には同時に個人との関係を考える。一人の個人に対して行ったと同質のサービスは他の構成員にも提供できなくてはならない。何千人もの人を対象にどのようにしたら，それが可能になるのだろうか。そこで次章の「計画を立てる」ことが重要になる。

個人への関わりと集団への関わりの二重の視点を常に意識する。

　まったく単純化した言い方を許していただくならば，自分が使う勤務時間が個人対応と集団対応とで半分づつになっているかを私はチェックする。個人面談にのみ勤務時間を割くならば，既に，集団を見ていないことになるからである。

　集団を論じるときに注意を要する点がある。個人と集団の関係は多様化した。一人が一集団に属する時代は過ぎた。一個人が活動する生活圏は個々人によって大きく異なり，既に地域はボーダーレスの時代に入ったといわれる。過去には結核や障害者のコロニーが辺鄙な土地に形成されたが，今は，社会参加とバリアフリーの時代となり，障害者の生活圏もまた，健常者集団と区別がなくなりつつある。一人が幾つもの集団に属する。特に大都会では隣人達の生活圏が同じでないことが普通になった。現在，地域共同体という言葉に相応しい地域集団は余り見られなくなった。

　それでは新しい集団に入ったとき，どのように集団診断をするか。ここでは，そのための実際的なオリエンテーションを考えてみよう。実際に欲しい情報は次のようなものである。

1) 対象とする集団の種類，大きさ。
2) 集団の環境と構成員の日常的な行動様式。
3) 対処すべき問題。
4) 問題解決のための資源の現状。

この種の情報は簡単そうに見えて実は簡単には把握できない。情報源によって情報内容が大きく異なる。信頼に足る資料がないことが多い。そこで実際には私は先ずは個人的なファイルを作成し，以下のような見出しを付けて資料を保存する。

1. 組織の系統図と集団構成員の属性：
   性別，年齢別の構成員数などの基礎データである。これは組織の系統図に従って下位集団別のデータも入手できることが多い。
2. 健康サービスおよびメンタルヘルス・サービスのシステムと利用状況：
   集団の健康情報の収集方法，つまり健康診断のシステムとメンタルヘルスの情報収集システム。多くの場でコンピュータ化された情報システムが導入されている。コンピュータと情報科学の知識は不可欠である。
3. 人的資源：つまりスタッフの配置と役割。教師や社員等が実際のサービス活動に参加しているか否か等。
4. 現在，問題となっているメンタルヘルスのテーマと対策。

現場に入って働いたことのある者には当たり前の作業である。メンタルヘルスの実際は地道な作業である。それによって集団と人が見えてくる。対象の全体像が見えてくる。このような情報収

集によって面談の内容も変わってくる。しかも，情報収集は他のスタッフ，構成員の協力がないとできない。つまり，この種の情報収集の試み自体が集団の人的ネットワークへの参加を促進する。参加の度合いが深まるにつれて情報量も増えてくる。そして個人がどのように情報を確保するかは正に集団との関わりを表現していて興味深い。

3.「計画を立てること」，そして「行為すること」

　重ねて述べるが，実際的情報には不備がある。そこに不確定性がある。関わり方で集まる情報が違う。集まる情報が違えば意志決定の仕方が異なる。不確定性があるところにのみ意志決定が可能になる。メンタルヘルス理論は不確定性と意志決定の理論である。これを前提として具体的な行為形成について論ずる。

1) サービス提供システム

　メンタルヘルスとは特定の生活の場でなされる心の健康サービスである。しかも，特定された集団に対するのであるから，当然，集団全体を視点にいれることが不可欠である。つまり，実際のメンタルヘルスは**集団へのサービスと個人へのサービスから成る**。集団へのサービスは国際的水準で考えれば，WHOなどの国際保健活動，国や自治体水準の組織作りから，個々の学校や会社で行われる組織作り，住民参加の健康作りまでである。

　集団サービス，つまり組織作りが適切でなければ個別サービスは役に立たない。一方，組織作りだけではサービスが個々人に還元されない。両者は表裏一体の関係にある。要するに両者の関連

は心身相関の問題と同じく，関係はあるが論理的に結びつけようとすると未知な飛躍に突き当たることになる。このために理論的には両者は別に分けて考えた方が混乱しない。

これを前提として実際的活動を具体的に示す。

健康サービスの体系

1. 個人へのサービス
 メンタルヘルス相談（健康相談 health counselling）
 ケアマネイジメント
2. 集団へのサービス
 チームワーク
 システム作り
 緊急体制作り
 エバリュエイション

---

2) 個人へのサービス

個人サービスは健康相談とケアマネイジメントからなる。メンタルヘルスの個人サービスに必要な基本知識は，①面接法，②精神疾患の面接法，③ケアマネイジメントである。

a．メンタルヘルス相談

健康相談一般の三つの柱は栄養相談，運動相談，精神保健相談である。これらは実際に健康相談の場で働く者にとって必須の基本的知識である。心理カウンセラーといえどもメンタルヘルスの領域で働く限りは栄養，運動，睡眠等についてある程度の基礎知識が必要なのはこのためである。

健康相談とは**具体的な情報提供**を伴う相談活動である。メンタルヘルス面接も同じである。つまり単なる心的カウンセリングで

はなくて，情報提供が重要な責務となる。

　情報提供の重要性について身近な1例を示す。統合失調症の安定期にある若い女性が結婚の是非について相談にきた。誰でも，その女性が子供に自分の病気が遺伝する不安をもつことに共感する。しかし「心配なのですね」と言って心理的に受容するだけではメンタルヘルス活動ではない。彼女の相談は遺伝相談であることに気付かねばならない。

　自ら文献調査し適切な情報を探るか，その専門家を紹介する必要がある。例えば，「私の調べた範囲では，一生を通じて100人に1人がこの病を発病する。このリスクは片親が病気の場合，10人にまでアップする」と説明することができる。この情報が不確かな場合は遺伝相談の専門家に紹介する。

　つまり来談者は自分のニーズが何であり，何処に行けばそれが満たされるかを知らない。必要な社会資源を探しだし，来談者のニーズとの橋渡しをする。これを体系的に行うのがケアマネイジメントであり，それを行う人がケアマネイジャーである。それは連携の一種でもある。

b．ケアマネイジメント

　病気や健康上の課題を持った個々人は何処に，どのようなサービスがあるかを知らない。必要なサービスを統合して個々人が受けられるように提示する義務は公共的な機関にある。それがケアマネイジメントである。老人介護ではケアマネイジャーが定式化されたチェックリストを用いてニーズを測定し，1週間のサービス利用の時間割を作成する。これも一つの形態である。

　ここでは先に述べたA婦人のケースについてケアマネイジメントの視点から見直して見よう。その都度，関係スタッフが集ま

って課題を同定し対処プランを立て，その結果を見ては新しいプランを作成するというスタイルで事態は進む。この場合はケアプランといっても，老人介護のように定式化したチェックリストはない。問題が個別化，先鋭化しているために定型化した対応は不可能だからである。以下には，このケースを例として連携によって関係性が変化するプロセスを図示した。実線は安定した信頼関係が確立していることを指す。点線は現在，ダイナミックに作動している関係を指す。

近隣苦情が保健所に持ち込まれた段階ではA婦人と息子Nは完全に周囲から孤立した関係にあった。ただ，A婦人と息子Nの間の強い結びつきがあった。

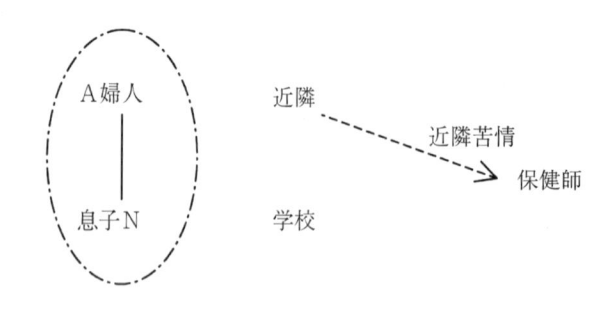

```
     ┌─────┐
    /  A婦人  \        近隣
   /    │    \           ╲  近隣苦情
   \    │    /            ╲
    \ 息子N  /              ➤ 保健師
     └─────┘       学校
```

初期のプランでは保健師が上記の人的ネットワークに介入しA婦人と近隣の調整を図ること，およびNと学校を繋ぐことを目的とした。これが連携の第一段階であり，次のシェーマで表す。

I. 広義のメンタルヘルス　37

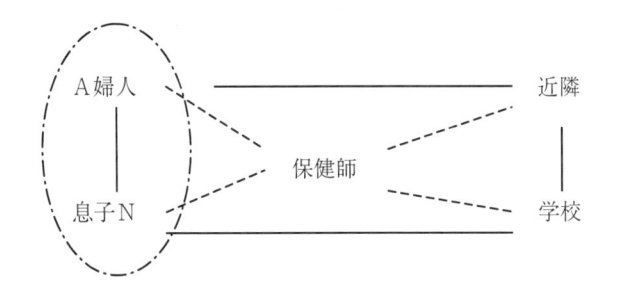

　保健師をコオディネイタとした連携の動きによってA婦人，息子N，近隣，学校の関係が回復した。こうしてNは登校した。不登校問題が一段落した。ここで初めて，A婦人の医療機関通院の働き掛けが実現可能なプランとして浮上した。それが下図である。

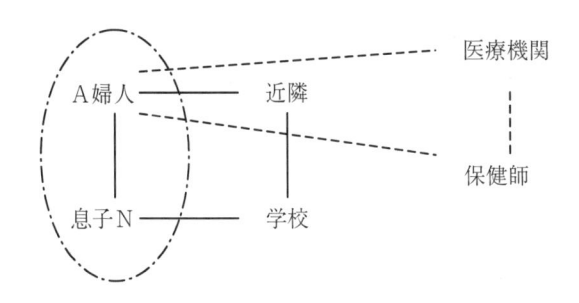

　Aが通院を始め治療が軌道に乗り疾病が好転したとき，保健師は人的ネットワークに直接，参加することを止め経過観察を行うことになった。これが次のプランである。この時，保健師の役割はフォローアップである。

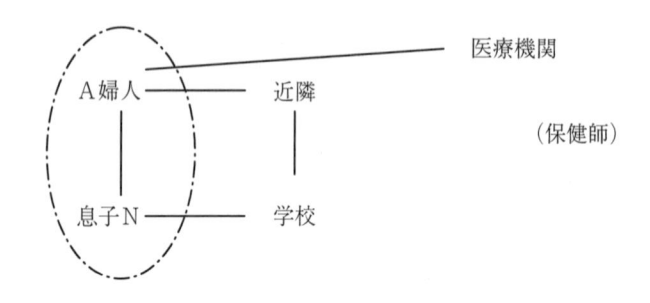

```
        ┌────────────────── 医療機関
   A婦人 ──── 近隣
    │         │           （保健師）
    │         │
   息子N ──── 学校
```

c．ケアマネイジメントのシェーマ

　個人精神療法では面接者は原理的に来談者の生活圏にいる他者と直接会うことはない。これとは逆に，メンタルヘルスでは重要な他者と直接会って面談することが原則となる。つまり会って話し合うべき他者が手の届くところにいるのが基本である。メンタルヘルスでは面接の場で話題となる「不在の他者」が現実にすぐ会えるところにいるのである。

　対象集団の責任者，学校責任者，企業責任者，公的機関や他の関係者と本人から情報を収集し，問題を整理し，人的ネットワークの中で問題解決を計る。個人と集団との関係に関与し連携する。そこには個別精神療法で意図的に除外した要素，実際に「関わること」のスキルが求められる。それこそがメンタルヘルスの面白さである。

　人と人を繋ぎサービスの全体像をデザインし新しい情報を紡ぎ出す。それが連携であり，これを体系的に行うのがケアマネイジメントである。それは画一化されたものではなくて個々人に固有なサービスである。

　なお，この本ではメンタルヘルス・カウンセラーという長い名

称の代わりにカウンセラー,あるいは相談者という言葉を用いた。それは単なる心理カウンセラーではなくて,ケアマネイジャーの役割をも果たす相談者である。心の問題を持っている人は人間関係上の困難を示すことが多いので,ケアマネイジャーが特に重要になる。

ケアプランというとお金と器具の分配法ばかりが取り沙汰される。しかし対人関係上の問題がある人を援助する場合にはマンパワーの適性配置が一番,重要である。周囲と本人の言葉を翻訳し伝える役割にはメンタルヘルスの専門家が適任である。本人に,「……のように言いたいのですね。私から伝えましょうか」と確認する。そして周囲に伝えるのと同じように周囲から本人へと伝達する。当事者間の合意形成を促進する役割をメンタルヘルスの専門家は果たす。この時,連携とは通訳である。「心」の専門家とはそのような語り部である。

　こうして全体をほど良く繋いだ人間関係ができる。

　ケアマネイジメントで頻繁に提示されるシェーマを以下に示す。先に述べた試行錯誤のシェーマとほぼ同じである。ただし,より個別的,具体的である。

　この図ではケアマネイジメントは,①ニーズ・アセスメント,②ケアプランの作成,③提供するサービスの設定,④サービス提供後のモニタリング(監視)に分けられている。

　日本では2000年,介護保険の導入とともに,ケアマネイジメントが導入された。老人介護のように問題が限定されている場合,ニーズ・アセスメントには評価スケールを用いることが可能になる。これに基づき具体的に家庭訪問の回数等のサービスのスケジ

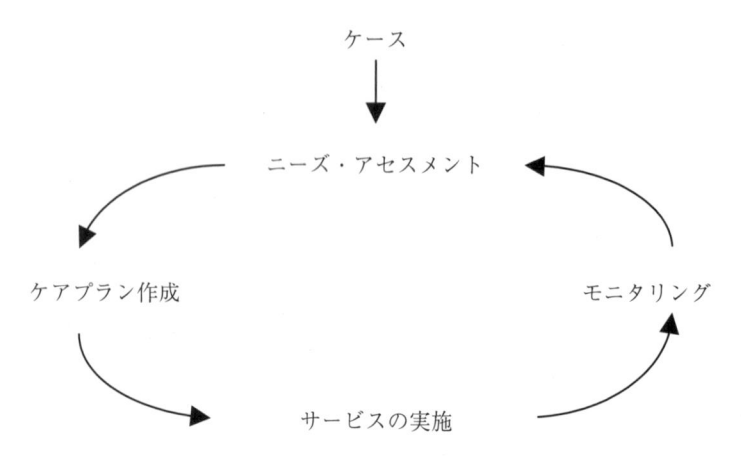

```
         ケース
          ↓
     ニーズ・アセスメント
    ↙              ↖
ケアプラン作成      モニタリング
    ↘              ↗
      サービスの実施
```

ュールを設定する。これがケアプラン作成である。そのサービスを実施し、その結果を見て次のアセスメントを行う。これをモニタリングという。こうしてケアが続く限り、このサイクルは何回でも無限に循環する。

3) 集団へのサービス

a．チームワーク

　適切なサービスは個別ケースのサービスを充実させるだけでは達成できない。その基盤となる物的・人的資源の確保が必要になる。その上でサービスの提供システムそれ自体を有効にする努力が必要である。

　「現場に行け」と口で言うのは簡単である。しかし、医師や相談員が常に自ら現場に飛べるとは限らない。保健師やワーカーや時に心理士もチームの「目」となって自宅訪問を行う。保健センターでは保健師が訪問を業務としていて、この面で専門性が高い。つまり、役割分担が可能である。職種の如何を問わず初心者のう

多職種間のチームワークはメンタルヘルスでは特に重要である。そして，チームワークと関連して論じるべきは守秘義務である。ケースに対する**守秘義務**とチームでの**情報共有**。これを両立させるにはスタッフ間での信頼関係が不可欠である。これは私のケースだからと情報を個人で抑えこまない。チームとして守秘義務を守ればよいのである。守秘義務とチームワークは対立する概念ではない。対立するのは何時も人と人である。

b．システム作り

システム作りの要はカウンセリング室への来談者だけではなくて集団構成員全体を視野に入れることである。ここに何らかのシステム作りが必要になる。それは如何に可能なのだろうか。

学校や企業では学校保健法や労働安全衛生法で健康診断を行うように定められている。近年，そこにメンタルヘルス健診項目が加わるようになった。これを如何に活用し改善するかもまた，メンタルヘルスの専門性に関わることである。ここでは質問紙法，データ解析，疫学などの専門的知識が求められる。情報関連の技術はこの領域で働く者には不可欠である。この点での知識は成書に委ねる。ただし，データはデータでしかない。それに意味を与えるのは人であり，人的ネットワークである。場全体のチームワークである。

集団全体を視野に入れるには，**人的ネットワークの再組織化**が必要になる。これを説明する。健康サービスの専門的責任者は医師であり保健師である。しかし，学校ではクラス担任，企業では業務主任等の場の責任者がいる。彼らが健康サービスの現場責任者である。例えば長期欠勤や問題行動に気付くのは現場責任者で

あり，それに現場で対処すべき責任者も彼らである。メンタルヘルスで重要な役割を果たすのが現場責任者である。彼らと如何に共同の問題解決の場を作るか。それが重要である。

人的ネットワークの再組織化がシステム作りの基礎である。**システム作りでは現場の人的ネットワークをメンタルヘルスの組織に組み込む**。現場にいる人が行ってこそサービスである。

私の経験ではメンタルヘルスのチームとして専門スタッフと組織関係者が入った実務連絡会，つまり**実務定例会**（月例会）を組織すると良い。それは当事者の参加，異なった専門性の出会いの場とする。既成の組織では他の事務的仕事が多く上手く行かない。社員や教師をシステム内に持たなければ適切な連携は行えない。その場で組織上の課題やケースの具体的対応までを相談する。チームの参加者は役職の如何を問わず厳密に守秘義務を負う。なお，システム上のこの種の工夫がなされているか否かを私はシステムの成熟度の指標としている。

c．緊急体制作り

メンタルヘルスのシステム作りで特殊な位置にあり，必要不可欠となるのが緊急ケースの対応システムである。屋上から飛び降りようとしている社員が発見され保護されることもある。突然，授業中に大声を出し錯乱状態に陥るケースもある。緊急ケースとは突然の錯乱，自殺企図等である。

実際にそのような事態があると，メンタルヘルスの専門家がそれに対処することになる。第一に専門家がすべきことは，そこにある危険性を判定し緊急対応が必要であることを皆に宣言することである。このことによって緊急避難のために保護的手段を取ることが明らかになり，かつ介入が合法的なものになる。第二に緊

急ケースであると宣言した以上は決してミスは許されない。保護していたが飛び出して自殺したという話を聴く。次の対応が定まるまでは出入り口や窓は必ず職員が守る。家族や医師等に身柄を受け渡すまで，その類の配慮は完璧でなくてはならない。緊急対処のマニュアルを作ることが望ましい。

d. 評価（エバリュエイション）

システム作りを行って組織作りのプロジェクトを立てた場合に，それが本当に役に立ったか否かを評価する必要が出てくる時がある。この作業を**評価（エバリュエイション：evaluation），あるいはプログラム評価**という。これを説明する時のシェーマはまた，前に述べた試行錯誤と似ている。要するに実際的なものは一様に試行錯誤的な特性を備えているということである。

エバリュエイションについては実に無数の本がある。ただし決定版はない。つまり詳しくは読者各人が沢山の文献を読んで自分なりに理解する他にない。ここでは骨格のみを紹介する。

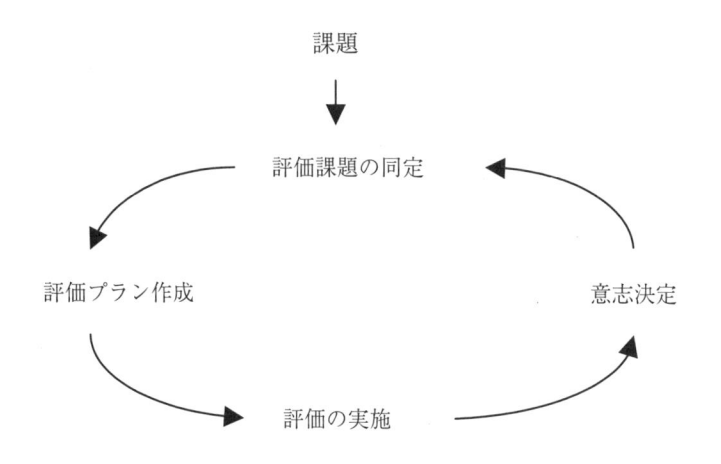

課題
↓
評価課題の同定
↓   ↑
評価プラン作成   意志決定
↓   ↑
評価の実施 ――→

一つの例を示そう。企業主から保健センター長が喫煙防止のプロジェクト作成を依頼されたとする。そこでカウンセラーが実験的に禁煙教室を開くことにした。その教室の有効性を評価しなくてはならない。ここに禁煙教室の評価プランを立てる必要が生じた。

　1) 何を評価するかを定める。先ずは評価の依頼者とその主たる関心を同定する。依頼者は事業主であり，目的は職場での喫煙防止である。評価するのは禁煙教室の効果である。2) 評価プランをデザインする。主たる関心に対応する質問項目を立てる。個々の質問に想定される答えを定める。それを測定するための指標を決める。教室参加者における喫煙率の低下および職場喫煙の低下について調べる。加えて，そのことで職場での行動に本当に影響があったかを調べる。3) 評価を実施する。先ず既存情報の評価から始まり，情報収集ツールを決定しパイロット評価を行い本評価を実施する。4) 情報を分析して推薦項目を決める。それに基づいて評価レポートを依頼者に提出する。依頼者は推薦事項を参考にして実際の意志決定を行う。この時，更なる評価エリアが必要であるかが同定される。例えば，禁煙教室の効果は一過性で持続しない。しかも職場喫煙と禁煙教室は関連がない。そこで職場禁煙のために禁煙教室を行う効果は疑わしいと提言する。

　なお禁煙について取り上げたのは，それが健康サービスの典型例とされておりわかりやすいからである。メンタルヘルスの専門家は疫学的・社会統計的な調査論を身に付けていることが好ましい。広義のメンタルヘルスという言葉は，このような末広がりの専門性を想定しているのである。

　さて，このように体系だって書いてくると，ケアマネイジメン

トからプロジェクト評価に至るまで各所に試行錯誤のシェーマがあることがわかる。つまり，実際的活動は試行錯誤的である。評価の実施も一度限りでは実際的な意味は少ない。何回も繰り返されることが大事である。しかし，実際には単発の評価プランを組むことが多いので，論文を書くことはできるが現場の役には立たない場合が多い。

　なお，試行錯誤の中で「反省」の要素だけが触れられていないが，折に触れ取り上げたので，ここで繰り返すことは避けたい。

II. 狭義のメンタルヘルス

　精神障害者にのみ提供される多彩な社会復帰サービスを指してメンタルヘルスと名付けている本がある。この本の基本姿勢はそれらとは異なる。この本では，それらを狭義のメンタルヘルスと呼ぶ。

　ここでは狭義のメンタルヘルスの位置づけをする。本来，広義のメンタルヘルスはすべての人を対象とする。当然，精神障害者も平等に含まれる。そこに本書の姿勢がある。つまり狭義のメンタルヘルスはそれ自体で完結することはない。精神障害者が健常者と平等にサービスを受けることを可能にするための前提条件に過ぎない。つまり**狭義のメンタルヘルスは精神障害者が広義のメンタルヘルスを受ける前提にすぎない**。このような理由で狭義のメンタルヘルスを実際編の一部に置いた。

1. 障害と平等

　平等を語るときに生ずる矛盾がある。「障害者のみが多くのサービスを受けるのは不平等ではないか」という問いである。この問いは障害者問題を考えるのに避けて通れないものである。これに応えるキーワードは**格差原理**である。

憲法25条は,「すべての国民は,健康で文化的な最低限度の生活を営む権利を有する。国は,すべての生活部面について,社会福祉,社会保障及び公衆衛生の向上及び増進に努めなければならない」と規定する。この前半は生存権(健康権)を,後半は社会福祉,社会保障及び公衆衛生を保障している。要するに,人は誰も健康な日常生活を生きる権利が平等に保証されているとした。国民すべてが一定水準の生活を求める権利があるとした。

ここで平等とは何だろうか。障害者が健常者と平等の権利を持つというときに,障害者と健常者では得られる援助の量も同じでなくてはならないのだろうか。

次の図では黒い部分が必要な援助量を表記している。健常者は通常,平均的生活をしているので余り意識しないが,健常者の生活も実に多くの公的サービスによって生活水準が保たれている。これまで広義のメンタルヘルスの中に指摘した公共性がそれである。例えば,学校では健康診断から黒板の照明強度までが健康に適するように詳細に管理されている。これらの細部のすべてが広義のメンタルヘルスを構成している。

精神障害者も広義のメンタルヘルスの受け手であることに変わりはない。しかし精神障害者には,これに加えて障害固有のサポートが加わる。これが狭義のメンタルヘルスである。精神障害者年金制度の制度的特典や利用可能なサービスが沢山ある。要するに提供されるサービス量だけを見れば精神障害者の方が健常者よりも圧倒的に多い。つまりサービスの量には格差がある。その結果,保障される生活水準には健常者と障害者の間に格差がなくなるのである。もし,健常者と障害者がともに一市民として同じ生活水準を保つべきだとすれば,能力障害のある者にはより多くの

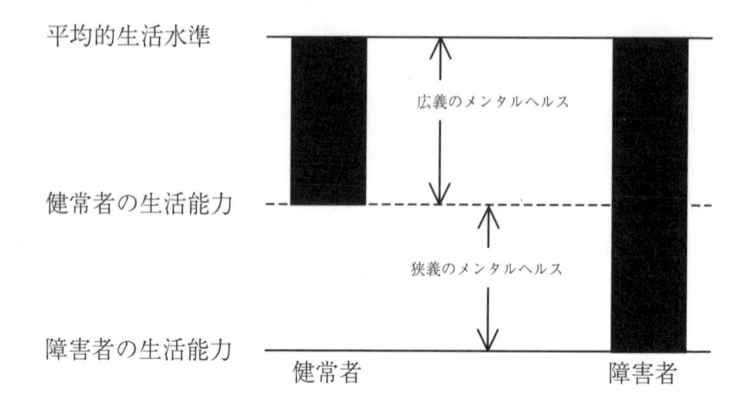

```
平均的生活水準  ┬──────■■■■───────────────────
                │      ■■■■  ↑
                │      ■■■■  │
                │      ■■■■ 広義のメンタルヘルス
                │      ■■■■  │              ■■■■
                │      ■■■■  │              ■■■■
健常者の生活能力 ┼──────■■■■──↓──────────────■■■■
                             ↑              ■■■■
                             │              ■■■■
                          狭義のメンタルヘルス ■■■■
                             │              ■■■■
                             ↓              ■■■■
障害者の生活能力 ┴─────────────────────────────■■■■
                      健常者                 障害者
```

援助を与える必要が生じてくる。格差的援助,援助の不平等を行うことによって生活上の平等を達成する。これが**格差原理**である。

つまり障害者の自立とは格差的援助を前提として語るべきことである。障害者が多くの援助を受けていても権利上は健常者と平等だといえるのはこのような理由による。自立と援助の関係を如何に考えるか。格差原理が導入された目的を知らないと,援助を受けることと自己決定権が相反する対立概念だと思い込むようになる。

2. 精神保健の歴史

どの国においても狭義の精神保健,つまり精神障害者対策はつねに国家的な大事件が契機となって展開してきた。日本の精神保健は,その成立からして明治維新当時の治安対策の影を引きずっていた。明治維新の後,旧相馬藩主が精神病を発病したことを契機に相馬事件が発生した。これが1920年,精神病者監護法の導

火線となった．しかし，その現状は当時の私宅監置を追認するものだったので，その結果，「監禁アリテ治療ナシ」と批判され，呉秀三をして，「此病ヲ受ケタルノ不幸ノ外ニ，我邦ニ生マレタルノ不幸ヲ重ヌルモノト云フベシ」とすら言わしめた．

その後，十分な精神病床を作る必要性が叫ばれた．1919年に精神病院法が成立したが，精神病床の設置は予算的裏付けがなく実現しなかった．第二次大戦後，1950年，精神衛生法が成立し，ようやくイギリス型の近代的な精神障害者対策の基本線が引かれた．間もなくアメリカの駐日大使ライシャワが精神障害の少年に刺傷されるという事件が起き，治安と治療の間で日本の精神障害者対策は再び大きく揺れた．しかし翌年，1965年の精神保健法の改正は，地域へと一歩，踏み出すものとなった．

この時期は丁度，経済成長の時代と重なったので，地域化とともに病床数の増加が同時に進行する日本独特の現象が生じてきた．1984年，この矛盾をつく国際的な事件が起きた．宇都宮病院問題であった．これは病院職員が閉鎖病棟に入院した患者を暴行し殺害した疑いで捜査の手が入り，さらには国際法律家協会による査察や勧告がなされた．日本の精神保健は人権を無視している，あるいは未だに精神病床数が高く医療後進国であるという国際的な批判が生じたのであった．これを契機に法改正を余儀なくされ，人権と社会復帰を唱って現行の精神保健福祉法が成立した．

日本の精神保健には，このような苦い歴史が沢山ある．否，精神保健が困難なのは日本だけではない．精神障害では，つねに自由剝奪と権利剝奪が主要テーマとなる．精神障害者を「強制」から解放する努力は完全には充たされたことはない，と医師であり実存哲学者であるヤスパースは言い切る．

精神障害は時代を映す格好の鏡でありつづけた．**1993年に障**

害者基本法が成立し，あらためて精神障害も身体障害や知的障害と同等の障害者とみなされるようになった。精神保健の最も困難であった領域で，すでに消極的健康から積極的健康への視点の転換が起きたことは特記に値する。

今では健常者の「心」の健康サービスが行われる同じ場に障害者も存在する。こうして精神障害者施策としての精神保健と，健常者への「心」の健康サービスが再び同一になってきた。疾病と健康は本来，表裏一体の事象であるという原点に復帰しつつある。

3．ノーマライゼーションと社会参加

精神疾患の一部は慢性的な生活能力の障害を引き起こす。これが精神障害である。ここに精神障害者に固有な施策が必要となる。前述のように，行政が精神保健という言葉を用いるとき，その実体はこの施策を指していることが多い。

洋の東西を問わず精神障害施策は量質ともに切迫した国家的課題となった。今，「障害を持った者が如何に生きるか」という問いが中心に据えられた。既に生じた障害の問題を論じるには，疾病治療の視点では不十分である。そこに**ノーマライゼーション**（**normalization**）と**社会参加**の動向が生まれた。精神障害者は精神病院を居住の場とすることなく，地域で生活支援を受けて生活する。企業，学校，地域は障害者を支援すべき場となった。心の**バリアフリー**である。公共図書館の入り口には必ず車椅子用のスロープがある。精神障害には何が必要か。それを行うのもメンタルヘルスである。

現在，精神障害へのサポートは広義のメンタルヘルスの場，日

常性の場でなされる。現在,健常者よりも障害者において「生きること」の援助が具体的に論じられるようになった。

　デンマークの Bank-Mikkelsen NE はナチスの捕虜収容所の体験から,「老人も障害者もともに住める社会こそがノーマルだ」と主張した。そして障害者の自立と社会参加を目指す社会運動をおこし,それがノーマライゼーションの始まりとなった。この考え方は日本では障害者基本法に導入された。1995 年には日常生活訓練と社会復帰施設の整備を目標として,障害者プランが作られた。

　感染性疾患が支配した時代には医学は疾病を支配し壊滅することに力を注いだ。それ故に疾病コントロール,あるいは消極的健康の追求こそが医学の重要な課題であった。この面で AIDS や SARS 対策において医学が果たす役割は今も重要である。しかし,「治療によって改善しない障害が残された場合に社会は彼らに如何に接するか」という問いが残された。障害を持ったままでも社会参加ができるように環境へ働きかけ,障害者の生活支援を行う。これが自立と社会参加を目指した社会的アプローチである。とくに障害者と老人においてノーマライゼーションの視点は不可欠である。

4. 精神障害者とは誰か

　精神障害(**mental disability**)とは精神疾患に起因する障害という意味である。それは,1) 精神疾患によって,2) 生活上の障害が生じた状態である。この点を正確に理解することが精神障害

を理解する鍵であるが，実はこれが予想以上に難しい。専門家の間に用語の混乱があるからだ。以下，この点を説明する。

1) 障害の定義

障害の定義についてはほぼ一定のコンセンサスができている。それが 2001 年に WHO が提示した障害の定義である。そこでは障害を身体機能・構造（body functions and structure），活動性（activity），社会参加（participation）の三水準に分けて考えることが提案された。

　　機能障害　—　活動性の制限　—　社会参加の制限

個人の部分的機能，つまり身体・生理・心理的水準での個々の機能が障害，あるいは喪失した状態を機能障害（impairment）と呼ぶ。一方，統一体としての個人が示す機能を活動性と呼んだ。活動性に何らかの制限がある場合，これを活動性の制限（activity limitation）と呼ぶ。さらに個人と社会の関係，つまり個人が社会に関わる程度と質を論ずるときは，社会参加という言葉を用いることになった。社会参加が制限されているときは社会参加の制限（participation restriction）である。これら三つを総称して障害（disability）という。

インシュリンの産出能が低下すれば，糖代謝における機能障害が出現し高血糖になる。しかしインシュリン療法でこの機能障害が改善されるならば，本人の活動性は低下せず，障害は出現しない。そのような個人の就職を企業が如何に受け止めるかは社会参加の問題である。

2）精神障害の定義

 精神障害とは精神疾患によって生活上の障害が生じた状態であると先に述べた。日本では，それぞれが1) **精神保健福祉法**（精神保健及び精神障害者福祉に関する法律）と，2) **障害者基本法**によって定められている。

a．精神疾患の定義

 精神保健福祉法は法の対象となる精神疾患を精神医学的診断名によって定義する。つまり同法第5条では精神疾患を，「精神分裂病，精神作用物質による急性中毒又はその依存症，知的障害，精神病質その他の精神疾患を有する者」と定義している。現状では精神医療に働く者が精神疾患を指して"mental disorders"という米語を用いることが多い。これを「精神障害」と訳した経過がある。このため精神科医は障害という言葉を疾病と同じ意味で用いることがある。これから学ぶ読者は注意されたい。

b．障害の定義

 日本でも障害の定義は上記WHOに従う。障害者基本法の第2条は障害を生活の視点から定義し，活動性障害に着眼する。つまり，「障害者とは，身体障害，知的障害又は精神障害があるため，長期にわたり日常生活又は社会生活に相当な制限を受けるもの」としている。

c．精神障害の定義

 障害者基本法における障害とは知的障害，身体障害，精神障害の三つの下位群からなる。そして論理的には精神疾患の定義と障害の定義をともに満たしたときに精神障害と見なされる。それ故に実際の精神障害者年金の認定書類等の書式は精神疾患について記述し，更に生活能力についても具体的に判定するようになっている。

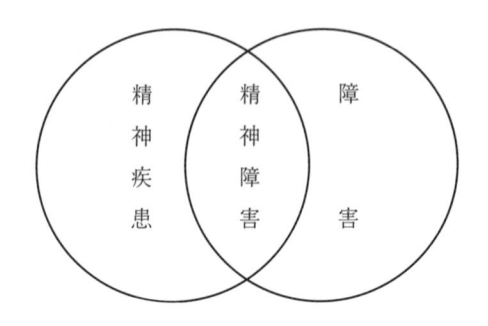

```
    精 　 精 　 障
    神 　 神 　
    疾 　 障 　 害
    患 　 害
```
(ベン図: 精神疾患 と 障害 の重なりが 精神障害)

　この定義によって生活支援とノーマライゼイションが可能になった。一方，既に地域保健法では一般市民について「生活者の視点」が語られている。こうして精神障害者も一市民として社会に生きる基盤は形成された。精神障害者が社会の中で一個の主体とみなされたのである。こうして精神障害者の自立を援助すること，ヘルスプロモーション活動に参加すること，エンパワメントがメンタルヘルスの重要な課題となった。

5. 精神保健の実際

　ここでは精神保健制度の各論は取り上げない。基本的な情報のみを羅列する。参考書は無数にあるので詳細はそれを参照されたい。

1) 精神障害者の社会復帰
a. 精神障害者手帳の交付
　精神障害の程度を日常生活が不能な者，著しく制限を受ける者，制限を受ける者と分類し，1級から3級に判定し手帳を交付する。

これによって税制上の優遇措置(所得税,住民税,自動車税等)や,生活保護の障害者加算,公共交通機関の割引などの特典が与えられる。

b. 精神障害者の通院公費負担制度

精神障害者の通院医療費の公費負担制度である。患者は医療費の自己負担が減免される。

c. 社会復帰および生活支援のための施設

小規模作業所は助成金の助けによって,在宅での社会適応訓練を推進する。精神障害者グループホームは,5～6人で共同生活し,食事等の世話人を配置し自立を支援する。福祉ホームは,日常生活で自立しており就労の見込みがある者のための住居提供である。一方,精神障害者生活訓練施設(援護寮)では,自立した生活を行うのが困難な者への生活訓練を行う。援護寮には,ショートステイ施設が併設でき,7日以内の短期入所サービスを行う。授産施設は,職能訓練によって自立を支援する。精神科や保健所には精神科デイケアがあり,通所で生活訓練を行っている。1999年法改正で,さらに地域での生活支援を目的とした精神障害者地域生活支援センターが加わった。

2)「強制」入院制度

精神疾患についても,あくまでも入院治療は任意入院が原則である。任意入院とは一般他科の自由入院と原則は同じである。一方,もし患者の判断力が低下しているために,患者が確かな意志決定をできないとき,しかも「保護」が必要な場合に限って,「強制」入院が可能になる。この場合には,患者の人権擁護に細心の注意が必要となり,入院を決定する医師は厚生労働大臣が指定した**精神保健指定医**に限られる。入院に際しては,患者に**告知**

書を明示する。さらに精神医療審査会は，入院の必要性を定期的に書類審査する。もし患者が入院に不服がある場合には，知事に審査請求をできる。

「強制」入院には以下の種類がある。

措置入院：一般人の申請，警察官の通報などがある場合，都道府県知事は2人の指定医の診察に基づいて，精神病院への入院を決定できる。その条件は，1) 精神障害のために判断力が欠けており，2) 自殺や傷害行為の切迫した危険，つまり「自傷他害の恐れ」があり，3) 保護を要することである。入院先は指定病院に限られる。なお特に緊急な場合には，72時間に限り，指定医1人によって緊急措置入院が可能である。

医療保護入院：通常の精神科診療において，1) 精神疾患のために判断力に欠け，2)「保護」が必要な場合には，保護者（家族など）の同意をもって，本人の同意に代えて入院させることができる。この場合には，一般の入院のように，指定医が診察した病院に入院する。なお，とくに緊急な場合は72時間にかぎり，本人と保護者の同意がなくても応急入院指定病院に応急入院が可能である。

なお，1999年の精神保健福祉法改正では，「強制」入院患者の移送制度が定められた。

以上でメンタルヘルスの実際的な技法を概観した。その中で既に全体の体系と基礎的なキーワードは紹介した。次の理論編では，それらキーワードの全体について，理論面から詳しく検討する。

第二部　理論編

実際編では「心」の健康についての実際的な技法を概説した。ここでは，その理論的根拠を提示する。

　メンタルヘルスの専門家の仕事は「心の健康」のストーリーを紡ぎ出すことである。ギリシャ神話における女神ヒュギエイアから，平成の時代，マスコミを騒がす健康神話に至るまで人類は無数の健康のストーリーを紡ぎ出してきた。現代の専門家は如何に「心」の健康のストーリーを紡ぎ出すのであろうか。読者の方もその筋道を一緒に追っていただきたい。

　ここでは特定の理論，学派から理論を立てることをドグマ主義として警戒する。人と関わる理論では，私たちは絶対に確かな足場というものを持たない。率直にその事実を認めるところから考察をスタートする。
　私たちができることは実践家の誰もが当然と思っている無意識的な「心」の健康ストーリーを描き出すことである。

1. 心は何処にある

　冒頭に紹介したエピソードはメンタルヘルスの場に入った者が始めて体験する戸惑いについてであった。それは単に心理的,感情的な戸惑いではなかった。本人は既に臨床心理士として一定の教育と臨床を体験していた。むしろ身に付けた専門知識が役に立たない場を体験したのである。自分が学んだ専門性の足場が問われる体験をしたのである。それに応えるべき理論的基礎を欠いていたことに気付いたのである。

　ここではメンタルヘルスの場が要求する新しい論理性について考察する。

　メンタルヘルスの場は,学校,企業,地域,家庭,施設等,人が住む場である。それは人間の営みの場である。そこで人は生まれ人を愛し時に憎み,夢を持ちまた,挫折し苦悩する。その同じ場で人は親や教師や我が子を殺害することすらある。人が生きる日常性の場には人の想像力を遙かに超えた現実がある。メンタルヘルスは正に生きた営みの現場に関わるのである。

日常性の場は人が生きる場であり生きた心の場である。日常性の中にこそ「生きた心」がある。

　この点を読者は当然のこととして理解すると思う。しかし「心」の専門家にとって,これは自明なことではない。心の科学は生きた心を対象として心理学と精神医学を創りあげた。その時

から「心」は専ら実験室とクリニックと面接室で扱われるようになった。それは日常生活から遮断された特殊な空間であった。

しかし，人が実際に生きる場，日常性の場にこそ「生きた心」がある。その日常性の場で実際に「心」に関わろうという一群の人達がいた。ここにメンタルヘルスが成立した。それは最も「生」に近いところにある「心」の学問となった。

実際性という言葉を用いたのは，生活の場での関わりというメンタルヘルスの特性を表現するためである。

2．メンタルヘルスとは何か

1)「場」のストーリーを読むこと

心の専門家として，企業，地域や学校に勤めると突然，日常的な相談を持ち込まれ当惑する。

例えば高校に勤めると教師が待ってましたとばかりに相談を持ち込んだりする。「授業中，突然K君が隣のM君のノートを破きだしたのです。成績も優秀で真面目な生徒なのにどうしたのでしょう」。本当はどうしたのか聞きたいのは私の方である。そう思いながらも仕様がないから，『どうしたのでしょうね』と繰り返す。

メンタルヘルスの出会いはこのように日常的で実際的である。クリニックで患者を見ている限り，「どうなさいました」という問いは，むしろ治療者が最初に切り出す時の言葉である。一生懸命，自分が来院した理由を説明するのは患者であって治療者では

ない。ところがメンタルヘルスの場では彼らが専門家に聞いてくる。

　何故なのか。彼らが求めているのは診断学ではないのだ。その場で起きた事件，出来事について彼ら自身が納得のいく説明，ストーリーを求めているのだ。適切な対応に至るには何をしたらよいか。そのアドバイスを聞いている。「始めての出来事なのでどのように考えて対応したら良いかがわからない。適切なストーリーを教えて欲しい」という訴えである。

　メンタルヘルスの場に専門家が入ると日常生活の相談を持ち込まれる。相談が持ち込まれなくなっても喜ぶべきことではない。むしろ役に立っていない証拠だからである。

専門家がなすべきことは場に応じたストーリーを読み取ることである。

　面接室で「ストーリーを読む」ことについては先の本に書いた。しかし，上記，高校教師の例では，実際の場でどのような出来事が起きたのかが初めはサッパリわからない。生徒間の日常的な喧嘩なのか。特に危険な出来事が起きているのか。あるいは精神病の発症なのか。あるいは先生が心の専門家に関心を持って話にきただけなのか。可能なストーリーは無数にある。少なくとも場にいる人の数だけのストーリーはある。多様性と不確定性こそが正しく日常生活の特性なのである。

(トピックス：藪の中)
　事実こそが謎であることを論ずるときに引き合いに出されるのが，

芥川龍之介の「藪の中」という小編である。これは黒沢映画,羅生門の中心になったものであるが,そのストーリーを簡単に述べる。ある貴族とその妻が山を越える旅に出たとき,野盗に襲われて夫は殺され妻は犯される。その後の裁判でこの事実を否定する者はいない。それにも拘わらず,各人がそれぞれの正当性を説得的に語って,事件の真実,つまり誰が悪かを同定することができない。登場人物によって知覚するものの意味づけが異なり,真実は藪の中にあるという話である。

　人間関係のネットワークの中で各人が各様の正当性を主張するとき,無数のストーリーが産み出され,真実を同定しがたい状況が生じてくる。これを見事に描いた作品である。メンタルヘルスにおける教師と家族と本人,社員と上司との話し合いでは真実は先ずは「藪の中」にある。科学的思考を学んだ私達は一つの真実,証明できる真実がなければ行動できない。しかし,**実際的なものとは実は不確かなものである**。不確かさを確認するから,そこに意志決定の余地が生じてくる。それが意志決定の心理学であるが,その技術は私達に極めて困難で新しい感性を要求する。それは前書,「面接法」で述べた「わからないもの」への感性と同じである。

**　場のストーリーは実際の人間関係のダイナミズムから生まれる。これは面接室でのストーリーが面接室の二者関係の中で純粋培養されるのと対照的である。**

　このような差異を念頭に入れたうえで果たして,どのように実際の場でストーリーを読めばよいのか。どのように相談に乗ったらよいのか。この本を読み終えたとき,読者はこの問いに自ら答えられるはずである。

2)「出会い」のメンタルヘルス
　場のストーリーを読むことからメンタルヘルスの実際が始まる。

この点ではメンタルヘルスの実際は極めて人間的な営みの連続である。しかしメンタルヘルスの解説書は社会制度や関連法規や測定ツールなどを羅列したものに偏っている。確かにメンタルヘルスの専門家には，そのような知識が不可欠である。しかし，そのような知識は大学教育を受けた者ならば自己学習でも十分に学びうる。必要でありながら学ぶ機会がないのは，生活の場での人間的な「何か」についてであり，「生きた心」そのものについてであり，そのことについての考え方，理論である。その「何か」を本書はテーマとした。

　メンタルヘルスの実際は多くの生きた人の交わりによって成り立つ。人の交わり。それは生々しい人間的営みである。そこに希望も絶望も，懐疑も策略もある。その現実を直視しなければ如何なる理論も技法も空論である。生きた人と人との世界で行われる極めて人間的な営み。そこに場のストーリーが紡ぎ出される。そこにメンタルヘルスがある。

　以上のような理由から，この本の試みを**「出会い」のメンタルヘルス**と呼ぶ。人が生きること。人と人が出会うこと。それ自体をメンタルヘルスの基本テーマとする。この基本姿勢を何度も繰り返すことはしない。しかし，読者はこの基本姿勢を忘れないで欲しい。それは「心」の忘却を意味するからだ。なお本書を含めた三部作ではすべて「出会い」という基本的なキーワードから理論構築を試みた。

3）メンタルヘルスとは何か

　次ぎにメンタルヘルスという言葉について考えよう。メンタルヘルスとは日常生活でもよく使う言葉である。しかし，いざ専門

家として説明を求められると返答に窮する言葉である。メンタルヘルスという言葉さえ説明できないのでは専門家として信用してもらえない。それでは困るので一度は少し頑張って詳細な理屈を考えておくことにしよう。

メンタルヘルス mental health を日本語に素直に訳せば,「心の健康」である。もともと mental health という英語を翻訳するときに,心の健康,メンタルヘルス,精神衛生,精神保健と色々に翻訳された。これら日本語の使い分けに定まった定義はない。ただ,習慣上のものである。しかし,その使い分けがまったくデタラメかというと,そうではない。日本語訳が幾つもある理由は活動の目的や対象の違いに応じて日本語の繊細なニュアンスを選んで翻訳しているからである。この点を知っていれば不要な混乱は避けられる。

日本語で精神保健というと狭義のメンタルヘルスを指し,メンタルヘルスとカタカナで書くと広義のメンタルヘルスを指すことが多いのは繊細な翻訳の良い例である。

(理論：専門語とカタカナ語)

日本語にはカタカナで表された専門語が多い。メンタルヘルス,ヘルス・プロモーション,エンパワメント等である。この本でも沢山,カタカナ語を使った。何故,日本人はカタカナの専門語を使うのだろうか。日本文化には独創性がなく外来語の思考に頼らざるを得なかった。だからカタカナ語が多いという説明が以前は支配的であった。私も大学生の頃はそう思っていた。しかし,自分で論文を書くと,やはり私もカタカナ語を用いることに気付く。私に独創性がないからカタカナ語を用いると思えば楽なのだが,実は,そう感じないから厄介である。つまりカタカナ語を用いればグローバリゼイションが促進

するという甘い幻想は私にはない。

　それでは何故，カタカナ語を敢えて使うのだろうか。オリジナルな外国語そのものの意味は一応はわかる。その言葉を使わざるを得ない状況があることもわかる。しかし，その外国語は生まれたばかりで明確な定義が与えられていない。その専門語自体が未だ専門語として熟していない。つまり，その外国語自体が発展過程にあり変化する可能性が大である。この時点で日本語に置き換えてしまえば，それは「私」自身の思考に不要な混乱を持ち込むことになる。この時，一応カタカナ語に翻訳しておく，日本語に未だ訳さないという姿勢を保っておく。つまり私にとってカタカナ語は日本語と外国語の中間語である。それを承知の上でカタカナ語を思考ツールとして用いて自分の思考を発展させる。そのような時に私はカタカナ語を使う。カタカナ語は比較文化的な思考が求められるときの貴重なツールである。

　例えば，「健康とは何か」を考えるとき，「私たちが対象とするものはヘルスなのか」，「ヘルスは本当に健康と訳して良いのか」と私は考えてみる。この場合には実際には次のように考えることが可能になる。

　江戸時代にあった健康の研究書である養生論は東洋的な精神性を重視したものであった。これに対して西洋医学における Hygiene は環境要因を重視した科学的色彩が強いものであった。その名は生を守る女神ヒュギエイアに由来する。祈りを込めた美しい命名であった。19世紀後半，当時の日本は西洋科学の導入を急いでいた。森林太郎（鷗外）がドイツの Hygiene を導入した。長与専斉が生を守るという意味でこれを「衛生」と翻訳した。

　第二次大戦はドイツと日本の敗北で終わった。戦後処理の一貫として，世界保健機構（WHO）が組織され憲章が発表された。そこには有名な**ヘルスの定義**があった。ヘルスという言葉は日本の米国化が強まり健康科学が導入されるとともに広がった。ヘルスを健康と訳すか保健と訳すかの違いは何処から生じたのかは定かではない。こうして精神健康，精神保健，精神衛生という言葉が分化した。ヘルスという言葉を何と訳すかは歴史的な検討課題である。ただし，こうなると厄介なことには一つの日本語訳にこだわる人，集団が出てくる。理論と

は無関係なコンフリクトを排除して考える時には私は一度，カタカナ語に戻って自由に考えることにしている。

4) 健康サービスとは

先ずメンタルヘルスを素直に「心の健康」と訳す。そして次のように定義する。**メンタルヘルスは生活の場での「心」の健康サービスである。**

実はこの本で取り上げた課題の多くはメンタルヘルスに特異的なものではない。それは健康科学一般における健康サービス論である。ただしメンタルヘルスにおいて一番，具体的に論じられている。この分野には複雑な思考に耐えうる読者も多い。このような理由から先ずは健康サービス論の典型例としてメンタルヘルスを取り上げるのである。

ここで健康サービスとは health services の翻訳である。保健サービスとも翻訳される。それは対象者の健康を保持・増進するためのサービスである。

健康サービスは身体健康，精神健康，環境衛生などのすべてを対象とする広い活動である。それは公共性が高いサービスである。最近まで健康管理 health administration と呼ばれてきたものとほぼ同義である。しかし，この本では健康管理という言葉は用いなかった。その理由は，管理という日本語が上意下達の先入観を与えやすいこと，身体的な健康管理を連想すること等，時代錯誤的な先入観が入りやすいからである。

第一に，「サービス」とは何かという疑問が起きるであろう。この点は論理的に説明できる。専門家が人に提供するものは製品

か専門技術・知識である。つまり専門家が提供するモノには有形と無形がある。それぞれ「物」と「サービス」と名付けられている。無形のモノを提供するのがサービス業である。健康サービスは健康に関する技術・知識等，無形のモノを提供する点でサービスの名にふさわしい。

第二に，サービスという時には，その提供者 provider と利用者 user がいることを意味する。例えば学校長，企業主，市町村長はサービスの提供者である。対象集団の構成員である学生，社員，住民がサービスの利用者である。その一環として健康サービスがあり，その一部にメンタルヘルス活動がある。そこに相談室がおかれて「心の相談」が行われている。

ここまでは言葉の定義として問題はないだろう。

第三に，サービス業の中でも「健康サービス」が備えるべき特徴がある。ここでいう健康サービスとは専門家が対象者の**生活の場**に実際に入って相談に乗ることである。つまり健康サービスの特性は，1) 健康に関するサービスであること，2) 生活の場で**実際的**な援助を行うこと，3) 情報提供，相談，支援，連携，組織作りなど人間関係を通してサービスを提供することである。

ここまで考えてくると，むしろ困難は健康の概念そのものにあることに読者も気付くであろう。

5) 健康の定義

医療と保健は健康科学に属する。それは私が一番，身近に学んできた学問分野であるから，少し詳しく説明する。健康サービスとは社会の中で健康を守り育てるための実践活動である。その基

本線を示すとされるのが，**世界保健機関（World Health Organization：WHO）**である。

まずは健康の概念から説明する。1946年，WHOの憲章は"Health is a state of complete physical, mental and social well-being, and not merely the absence of disease or infirmity"と宣言した。以来，これが健康の定義として広く用いられるようになった。これは健康を消極的健康と積極的健康とで二重に定義している。これが特に歴史的意味を持つことになった。

基礎概念	実践手技
消極的健康	疾病コントロール
積極的健康	ヘルスプロモーション（健康づくり）

つまり，疾病をなくすことを目的とした活動を**疾病コントロール**という。それは個々の診療行為から，国家的な疾病予防をも含む広大な領域をさす。SARSやAIDSから市民を守るために，如何に多くの試みを国家がしなくてはならないか。この点は既にご存知であろう。その試みが疾病コントロールである。これらの試みはすべて「疾病をなくする」という一点に絞られている。そこには「健康とは疾病や障害がない状態である」という考えがある。これを**消極的健康 negative health** の定義という。

しかし，健康サービスに求められるのは，これだけではない。「健康な学校」，「健康な職場」，「健康な個人」に向けた活動が計画される。これが**ヘルスプロモーション（健康作り，健康増進 helath promotion）**である。ここには病気をなくすという定義では語りきれないもの，「生」の良い側面を増やそうという動機

がある。ここに消極的健康とは異なる，もう一つの健康の定義がある。これが**積極的健康**（**positive health**）の定義である。

　積極的健康の達成に向けたヘルスプロモーション活動を具体的に提唱したのは，1986年，WHOの**Ottawa憲章**である。そこでは積極的健康がより具体的に語られている。つまり，個々人に健康を自己決定する権限が付与される。一方的にサービスを提供するだけでは有効ではなく，それを受ける者もまた，自己決定する「主体」であるとした。これ以降，サービス提供者と受け取り手の関係，それ自体が健康を左右する重要な因子と見なされた。ここに登場するのが**参加**と**エンパワメント**である。

　積極的健康と消極的健康からなるWHOの健康定義は健康科学で働く者に不可欠な基礎知識である。今や医学生でも知っている常識である。しかし，その問題点もある。この定義によって健康をわかったかのごとく早合点する人が多いからである。しかし，実は，何を積極的健康とみるかという議論こそが重要かつ未解決な問題なのである。しかも，そこには参加，エンパワメント，自己実現等の重要な言葉が沢山用いられる。

　この本では健康概念の背後にあるキーワードにまで考察を進める。しかし，そのことによって健康の定義の背後に更に深い大きな謎が見えてくる予定である。その謎は正に人間の「生」に由来するからである。

　次に健康サービスで必須の基礎知識として**ライフサイクル**について紹介する。

6) ライフサイクルの視点

a. ライフサイクル

人は誰でも誕生から死に至るまで一定の経過をたどる。この反復を**ライフサイクル**という。ライフサイクルは個人的なものでありながら個人を超えて反復する。「心」の専門家は個人の死までを視野に入れたサービスを考える。つまり学生や社員と関わるときも，学校と企業の中での生活だけを考えていては専門家とはいいがたい。学校や企業は人生の一つのステージに過ぎない。個人が帰属集団から離れた将来をも視野に入れる。それが専門家である。「生」は死に至るプロセスであるから，「死」に至る視点がなければ基本的には生活者を理解できない。そのような思考を身につけるにはライフサイクルの視点が役に立つ。

現場に入るときに，この点を理解しておくと便利である。実は人の死に至る過程を見通すことは誰にもできない。この限界を常に意識できれば未熟な心理学的知識を振り回さないですむ。未知なところが見えれば，それだけ大きな可能性を見ることができる。

メンタルヘルスは健康サービスの一部である。健康サービスはライフサイクルに応じて制度化されている。例えば，乳幼児期に健康診断を受けたように小学校から大学に至っても，就職しても健康診断は受ける。そこでの検査項目は成長段階で差異はあるが基本的には一生を貫いて成長の過程を追うように組織されている。その結果，健康サービスは人生の各ステージを貫いて一生つづく。なお健康サービスの詳細については，別の教科書に書いたので関心ある方は参照いただきたい（熊倉編著：公衆衛生テキスト．新興医学出版）。

一生を通じた健康サービスが可能なのは，先進国ではそれが国家的政策の一部に組み込まれているからである。したがって，国家的な健康サービスのシステムを理解しておく必要がある。

	ライフステージ	健康サービス	関連法規
妊娠		**母子保健**	母子保健法
出生	乳幼児期		
就学	学童期・思春期	**学校保健**	学校保健法
就労	青年期		
	成人期	**産業保健**	労働安全衛生法
退職	老年期	**老人保健**	老人保健法
死			

　上記のように，健康サービスはライフ・ステージに応じて母子保健から老人保健サービスに分類される。それに応じた法規が定められている。もし，あなたが学校カウンセラーとして働くのならば，学校保健法の基本的理解は必須である。企業のカウンセラーをするのならば労働安全衛生法を学ぶ。これら法規の背後には教育基本法，労働基本法があり，健康増進法があり，さらには憲法がある。この点を学んだことがなければ現場に入る準備ができていないことになる。読者は面倒がらずに必ず現場に入る前に教科書を一読すること。試験勉強に比べれば大して難しいものではない。

b．メンタルヘルスとライフサイクル

　ライフサイクルに応じて各段階に固有な心の問題がある。次の表に幾つかの例を示すが，その殆どが精神疾患の診断学とは異なった行動上の問題を取り上げていることに注意されたい。実際の

場では診断学の言葉ではなくて日常的行動から課題が定義されるのである。補足するならば広義のメンタルヘルスで最も必要な診断学的知識は神経性疲労についてである。

ライフステージ	メンタルヘルス上の問題
妊娠・出生	マタニティーブルー，幼児虐待
就学	不慮の事故，不登校，非行，いじめ，スチューデントアパシー，自殺
就労	出社拒否，過労死，燃え尽き症候群
老人保健	老人性痴呆，介護疲労
死	安楽死，喪

　出産時の母親はマタニティブルーという抑うつ状態に陥りやすく，乳児の養育にも深刻な影響を及ぼすことがある。したがって母子保健では妊婦教育が大切になる。乳児のフェニールケトン尿症など先天性代謝異常に対しては公費による新生児マススクリーニングがある。これによって知的障害が予防できる。読者の方も皆，それを受けたはずである。新しい問題としては，親による幼児虐待がある。学童期にはいると，登校拒否や「いじめ」などがあり，10代には非行，衝動的な殺人等，深刻な犯罪が重要課題となる。10代後半では，不慮の事故が死因の第1位になるが，これには交通事故死などが含まれる。20代後半になり社会性が身についてきた頃に自殺が死因の第1位を占めるに至る。受験による心身消耗と大学生の無気力状態（スチューデントアパシー）は今もなお重要な課題である。社会人になってからは出社拒否，過労死や職業関連性の精神疾患など，老年期には要介護老人が切迫した課題となっている。そして全ライフサイクルを通じて精神

障害者の処遇は，極めて重要なテーマである。

この他にも，阪神大震災等の災害医療における外傷後ストレス障害（PTSD），ナチス時代の強制収容所症候群や戦争神経症，洗脳やマインドコントロール，ホスピスにおける死の受容や家族の「喪」の問題，賠償神経症など，心の健康に関連した歴史的テーマは無数にあり，すべて重要であるがここで取り上げる範囲を超えている。

7)「心」の健康サービスとは

色々考えた挙げ句，ここで私は結局，メンタルヘルスを日本語で表現するときには素直に「心」の健康サービスと呼んだ。

次ぎに当然，「心」の健康サービスとは何かという疑問が生じるであろう。この本では，「メンタルヘルスは生活の場での心の健康サービスである」と定義した。読者の方はこの説明で安易に納得しないでいただきたい。実は，この定義ではメンタルと心，ヘルスと健康という言葉の間で堂々巡りが起きているのだ。このことを強く意識して意図的に同語反復を持ち込んでいるのである。同語反復のあるところ明快な定義は成立しない。しかし定義不能性がある場所では個別的なストーリーを読み取ることができる。

実際の場で「心」と「健康」という定義不能な言葉をキーワードとして「生」のストーリーを読み取る。

「心の健康」とは何かという問いの背後には，「健康とは何か」，「心とは何か」という基本的問いがある。これが大事である。日常語は専門家が定義しただけでは意味がない。それは容易には定義できない言葉である。日常の場においては人の心が究極の謎で

あるように，健康の定義もまた，謎である。実際の場に問いを持って臨むから個々のケースの深みが見えてくる。

　健康サービスが目標とする点は実は示されている。WHOの健康定義はそれを**ウェル・ビーイング well-being** と呼んだ。つまりウェル・ビーイングとは健康サービスが向かうべき目標点である。この言葉は福祉，福利と訳されることが多い。これらの日本語はきわめて曖昧に使用され混乱の原因になっている。そこで，ウェル・ビーイングの意味を考え直す必要が生じてくる。ビーイングとは存在である。人間として「在ること」，結局は「生」と同義である。「ウェル」とは良いという意味である。それは価値判断であるから文化依存的なものである。つまり，健康が目指すところは「良き生」である。

　ここまで分析しても「ヘルスとは何か」という問いに応えられた訳ではない。「良い」，「存在」，「生」という，さらに根元的な言葉に置き換えられただけである。より深い謎に直面するのである。以上，一言でまとめれば健康問題は「人間」問題であることを示した点でWHOの健康定義は高く評価されたのである。

　つまり，メンタルヘルスの専門家は実は「心」と「健康」という謎に満ちた言葉を操る実際的な行為者である。しかも，その行為が向かう目的点は示されている。ウェル・ビーイング，「良き生」である。

　何が良き生であるか。誰にとって良いのか。生とは何か。メンタルヘルスの実際ではそのように無限の問いが状況に応じて話し合われる。メンタルヘルスはそのような意味で実際的な活動である。そこで話し合われるのは基本的には「生」についてである。

「生」は人にとって膨大な謎としてある。このように「心」,「健康」という言葉は,さらに大きな謎である「生」を含んでいる。専門家はそこに一義的な答えがないことを知っている。それ故に虚心に個々人に応じた個別的解決について話し合う。それができれば実際的行為は人間的なものとなる。

　定義不能な言葉に対して研究者は兎角,警戒的になる。私も同じであった。研究者は明確に定義された言葉しか用いようとしない困った生き物である。しかし,このことは研究者が用いる言葉がすべて定義されていることを意味しない。例えば,この本であなたが最も関心を持った文章を解析していただきたい。殆どの言葉が定義できないであろう。客観科学の論文ですら,その殆どは定義されない言語で書かれていることに読者は気づいているだろうか。むしろ基礎的な言葉は定義不能なのである。言葉は「知」の体系に先立つ。言葉の体系は無意識的な「知」を含んでいる。「知」と言葉と謎との関係を十分に考えておくと物事を考えるときに混乱しないであろう。

　メンタルヘルスでは,「生」の現場で「心」と「健康」という二つの謎の言葉を道具として「場」のストーリーを読む。そして,より「良き生」に向けて実際的に行為を形成する。

　このように述べるとメンタルヘルスの定義も随分,具体的になってきた。ここで既に「見る」,「考える」,「行為する」という図式でメンタルヘルスの過程が示されるようになってきた。

生活の場で見る
↓
「心」と「健康」という言葉をキーワードとして
場のストーリーを読む（考える）
↓
「良き生」に向けて行為する

　大分，複雑な議論になった。書いている本人ですら頭が疲れる。ここでお茶でも呑んで一服しよう。そして，もう一息，付き合っていただきたい。

　これまで理屈を述べてきた。しかし，これはきわめて実際的なことを取り上げているのである。この点を理解していただくために感覚的言葉で説明しよう。メンタルヘルスの専門家にとって最も重要な言葉は「心」と「健康」である。私たちはこれらの言葉の重要さを知っている。しかも私たちはこれらの言葉を定義できないことをも知っている。だから相手に「心」，「健康」について説教じみたことを言わないですむ。それが良いのである。
　その代わり，相手がこの言葉をどのような意味でどう用いるかを話し合いの中で読み取っていく。その人の表現の仕方からその人に固有な「心」と「健康」の在り方を読み取る。こうして「良き生」に向けたストーリーが読み取られる。このストーリーから適切な合意形成と行為形成に向かうのである。

8) 実践的人間学としてのメンタルヘルス

　メンタルヘルスの「知」とは何か。それを具体的に見るためにまずはメンタルヘルスで働く専門家を列挙した。当面，臨床心理士，医師，保健師・看護師，社会福祉士に注目した。それぞれが身につけている学問的基盤を臨床心理学，医学，健康科学（保健学），社会福祉論と呼ぶことにする。

　次ぎに，各専門家が専門とする技法とその基礎となるキーワードを列記した。紙面の節約のために私の独断で単純化して示したので，この範囲では詳細には余り拘らないで頂きたい。

専門家	技法	キーワード
臨床心理士	心理カウンセリング	自己実現
医師	疾病治療	消極的健康
保健師	健康増進	積極的健康
社会福祉士	生活支援	エンパワメント

　なお精神保健福祉士の資格がある。これはメンタルヘルスを考える上で重要，かつ複雑な問題を含んでいる。ただし，読者の方は混乱を避けるために，当面，ここでいうメンタルヘルスの専門家とは一線を画していると理解していただきたい。詳細を知りたい方は以下の理論部分を読んで欲しい。

(理論：精神保健福祉士 PSW：Psychiatric Social Worker とメンタルヘルスワーカーないしはメンタルヘルスワーカー相談員)

　1998年，精神保健福祉士（PSW）の国家資格が施行された。この資格は「社会福祉学を学問的基礎とし，精神医学の知識を併せ持った

精神保健福祉領域における社会福祉専門職」と位置づけられている。これは本来からあった精神科ソーシャルワーカーが漸く発展しできあがった貴重なものであった。その歴史から実際には狭義のメンタルヘルスで働くのための資格という面が強い。

しかも，日本の歴史的な特殊性が問題を複雑にしている。精神障害のための福祉法の制定が求められたとき，従来の精神保健法と一体化して精神保健福祉法を作り上げた歴史的経緯がある。このため他の領域では保健法と福祉法が二本立てになっているが，メンタルヘルスに限って，この点の区別が十分に議論されることがないままに現在に至っている。このような歴史性があるため資格制度の上からメンタルヘルスを理解しようと思うと健康概念と福祉概念の混乱をきたす。以下は私の考えである。今，求められているのは広義のメンタルヘルスの中に障害者をも捉えることのできる学問であり専門家である。健康サービス論と社会福祉論等の複眼的視点に加えて，市民性を併せ持った新しい専門家である。この本で**メンタルヘルス・ワーカー**，ないしは**メンタルヘルス相談**という言葉を用いたのは，そのような「心」の専門家を頭に描いているからである。

私はこの本でメンタルヘルス活動の実態を明確にしようと目論んだのである。

臨床心理で用いる自己実現については後に再び触れる。生活支援の専門家としては社会福祉士と保健師がいる。彼らは個人が心理的力を回復しつつ社会参加することを目指して支援する。これが**エンパワメント Empowerment** である。そのなかでも保健師の仕事は**健康増進（ヘルス・プロモーション，健康づくり）**であり，そのキーワードが**積極的健康**である。医師は疾病治療と消極的健康の回復を目指す。ただし，この両者は健康の概念によって表裏一体である。

このように並べると自己実現，健康，エンパワメント等のキーワードや専門職種が入り乱れていることに気づくであろう。これらキーワードは互いに類似し重なり合った意味を持ち，専門性を超えて相互に自由に用いられている。

要するに，異なった言葉で同じ「何」かを表している。各専門領域に分散している，これらのキーワードの全体から何を学べばよいのだろうか。興味深いことに，これらのキーワードは各専門性の中で最も重要な言葉であって，それ故に一義的に定義することはできない点にある。何度も論文で取り上げられ，その重要さが指摘されるが定義不能であった。

この事実は何を意味するか。

ここで私の理解を述べさせていただく。読者は自分の考えを持って，頭の体操のつもりで批判的に読んでいただきたい。

実は，個別専門性の中で定義不能な言葉こそが，その専門における基礎概念である。基礎概念は定義不能である。何故ならば，定義可能ならば二次的概念だからである。

専門性を超えた視点，実際性の水準で見れば，これらのキーワードは同じものを異なった専門性から見ているに過ぎない。上記キーワードの向こうには「人間」，「生」が明らかに透けて見えている。そこには「生きる」という基本的テーマが見える。そして専門家はそこに新しい「生」のストーリーを読む。ストーリーを読むための道具がエンパワメント，自己実現，積極的健康というキーワードであった。それは「より良き生」へのストーリーでなくてはならない。一般論として定式化できるのはここまでである。これ以上は「生」の個別性，一回性の領域に踏み込むのである。ケースに応じて個別的に論ずるのである。

メンタルヘルスは「心」についての各種の専門知識を個別の「生」に役立てるための学問である。

学としてのメンタルヘルスの特性は個別的専門性の背後に存在するメタ学問としての位置である。この水準に初めてメンタルヘルスという学問が成立可能となる。すべての個別的専門性を用いて「生」の実際性に関わる。それにはどうしたらよいか。そこにカント，I.の**実践的人間学**が成立する。そのような学としてメンタルヘルスはある。

メンタルヘルスを個別専門性に分ければ心理学，精神医学，公衆衛生学，保健学，社会福祉論，その他，広範な社会的知識を列挙する他にない。しかし，それらを統合した共通の基盤として実践的人間学としてのメンタルヘルスがある。人間科学や健康科学の必要性が叫ばれるが，その核となるべき総論が未だ定まらないのは，このような「知」の全体構造を想定しないからである。この本はその試みでもある。

なお日本では2003年に**健康増進法**が施行された。これは健康作りの基本法である。国民に健康増進の努力義務を明記するとともに，健康保険組合や企業の事業者，学校長，市町村などを健康増進事業実施者と定めて，健康増進の実施を義務づけた。私たちメンタルヘルスで働く者もまた，健康増進という大きな公共性の中で働くのである。
　そして健康増進を語るには自己実現，エンパワメント等の言葉が不可避なのである。

3. メンタルヘルスの実際性

1) 実際性とは何か

　これまで実際性という言葉を頻繁に用いてきた。ここでその意味を詳しく考えることにしよう。メンタルヘルスは生活の場で行われる「心」の健康サービスである。ここでいう生活の場とは家庭であり，企業であり，学校である。生活の場とは色々な人がそれぞれの価値観で権利と主張と秘密を持って生きているところである。その場でメンタルヘルスの専門家は心の問題について実際的解決への助言を求められる。企業においては労働過重，職場配転，昇進や上司との不和など。学校においては学業不振，不登校，進学や就職の問題などである。単なる診断・治療が求められるのではない。生活の場では実際的問題を実際的に解決することが求められる。

　メンタルヘルスは日常的問題，つまり生活上の問題を対象とする。この時，必要なのは生活感覚である。そしてメンタルヘルスの専門家は日常性の中で行為を形成する。

　つまり，メンタルヘルスの専門家は現実の人間関係に自ら参加する行為者である。実際的な行為とは場を知覚し，判断し，行動し，反省することである。それは試行錯誤的な行為である。

　メンタルヘルスを特徴づけるのは，この意味で**実際性 actuality**である。

　初めのうちはメンタルヘルスは大変だ，複雑だという印象ばかりで，実は，それがきわめて高度なスキルと智慧を要求することに気づきにくい。私自身，そこに興味深い知的領域があると気づ

くのに何年もの歳月を要した。メンタルヘルスは人間に関わるが故にきわめて慎重で多角的な視点を要する。しかも，それは同時に高度な専門性・倫理性をも要求する。したがって，この本では実学という曖昧な言葉を使うことを嫌って，実際性の学としてメンタルヘルスを捉えた。

(エピソード：実学とは何か)

実学という言葉は予断に満ちている。一つのエピソードを紹介する。ある大学精神科の研究会で私は強制治療の是非について話したことがある。当時，強制治療は合法でこそあったが，これを実際に行う精神科医はその行為の是非を判定する論理を持っていなかった。この状況に論理を持ち込みたいと私は考えて，パターナリズムと自己決定という論理構造を導入して専門論文を発表した。それが，研究会で私が話す契機であった。

その話を聞いた若くて聡明な精神科医が「先生のやっていることは実学ですね」と問い掛けた。私は実学でない学問がこの世にあるとは考えていなかったので，ただ当惑した。その後，辞書を引いてみると，「実学」とは，理論的基礎を持たない経験的知識や技術であるが社会生活に役立つものを指すとあった。この意味では強制入院の技法は正に「理論の裏づけのない実学」，実践的ノウハウとして私の前から既に存在していた。理論がないが故に，その実践は精神科医の主観に過度に委ねられて精神医療の影の部分となっていた。私は論理性を求めて専門論文を書き，多少なりとも，この問題を明るみに出すことができたという自負を持っていたのだ。

今でも考える。若い精神科医は何を語りたかったのか。私の研究の実学的意義を認めたが，私の研究が論理的に甘いと感じたのだろうか。それを実学という言葉に託して先輩の私に婉曲的に伝えたのだろうか。または，実学になりえない形而上学への憧憬が彼の中にあり，それを述べただけなのだろうか。多分，両方であったろうと，今の私は思っている。

それは私には懐かしく楽しい過去のエピソードである。しかし，これを敢えて紹介した理由は別のところにある。実学は実用性を旨とするから理論的でなくてよいという先入観を持つことの危険性を指摘するためである。強制治療や心の健康のように人間存在の本質に関わる課題については厳密な論理性が要求されるのは当然である。この点を明確にしたいので，この本ではメンタルヘルスを実学とは呼ばないで実際性の学問としたのである。

さてメンタルヘルスを実際性の学問というとき，幾つかの違和感を体験しないだろうか。「心」とは先ずは主観であって，実際性の世界は客観である。「心」は人の内に主観としてあるものだ。そう思う読者がいても不思議ではない。「心」を考えるときには，心と物，主観と客観という二分法が自然に前提とされる。それは日常的思考からは自然な感覚である。

ここでは「心」について論ずるために意図的に一つの操作的な概念ツールを導入したことに読者は気づかれただろうか。それは**実際性と幻想性という二分法の思考**である。実際性は虚実入り乱れたこの現世を表現する言葉である。メンタルヘルスでは，この虚実入り乱れた現実世界に「心」を読み取るのである。「心」の相談が生きたものになるか否かは，虚実の世界に何処まで深く切り込めたかに依るところが多い。以下にこれを説明する。

2) 実際性と幻想性

実際性とは何であろう。これは実際的ではないもの，つまり幻想との関連で考えると分かりやすい。つまり，ここでは実際性と幻想性という二分法それ自体を検討する。

大学における職業指導は正しくここでいうメンタルヘルス活動の一分野だった。それはカウンセリング発祥の重要な場だった。そしてロジャース，C.R.のカウセリング理論を生み出した。それ以降，面接法について，精神分析派とロジャース派の対立が生じてきた。一般には，カウンセリングは比較的表層的で単純なルールにしたがう面接技法であり，むしろ本格的精神療法の安易な簡便法であるかのごとく語られる。本当にそうであろうか。この問いを論理的に取り上げたのがエクシュタイン，R.の治療構造論であった。彼は面接の場が異なれば面接を構成する要素も異なると考えた。そして，精神分析の面接では多数の要因が複雑に関与するのに対して心理カウンセリングでは来談者中心という単一の要素に還元されることを指摘した。

これは鋭い指摘である。しかし，その結論をだすにはいくつか付加した条件があった。実際的問題は実際的であるから単純であり表層的であると言いきる程に彼の論旨は単純ではなかった。彼は面接の場で得られる深層心理に注目すれば，そのように見えると指摘したのである。実際にメンタルヘルスの場は精神分析の場とは別の意味できわめて複雑な心的要因が多数，関与してくる。日常性と実際性それ自体が無限の心的要素を含んでいる。そこに多くの謎があり深みがある。それは「心」そのものの謎でもある。

(エピソード：幻想と現実)

心的現実と実際を区別して考える時，トロイアの神話を思い出す人は多いと思う。白鳥と化したゼウスが産ませた卵からヘレネーという絶世の美女が産まれた。これが事の発端らしい。彼女をめぐってギリシャとトロイアが争奪戦を演じたのである。遂に，ギリシャ軍は大きな木馬に兵士を隠してトロイアに送り，その兵士によってトロイアは

破られた。この話は余りにも有名である。

　当然，誰もが，これは神話の世界の出来事だと思って疑わなかった。しかし，シュリーマン（1822～1890）は違った。その神話を信じ，実際にトロイアの遺跡を発掘してしまったのである。この話は虚実が一体化して面白い。私達が関わるメンタルヘルスの世界でも虚実入り乱れた情報が飛び交う現実がある。この時，私はこの世界自体が限りない謎，幻想性を秘めていると感じる。そこでは心的現実と実際性の区別すらも，人智が創り出した虚構に見えてくる。そして幻想と現実を峻別できるとする姿勢に人間の奢りを感じるのである。幻想と現実を峻別する二分法それ自体が正当性を持つのではない。それは「心」の問題を考えることを可能にする知的トリックの一つにすぎないと私は思うのである。

　フロイトの自由連想法はこの世の複雑さの大部分を一度，カッコにいれて深層心理に注目する技法であった。彼は精神分析的面接に実際的な対人関係の葛藤，現実的な心的葛藤を持ち込むことを嫌った。つまり自由連想法では現世的配慮を捨てることを要求した。それでは彼は実際の世界に無関心だったか。実は，その逆である。彼が深層心理を語るとき，彼は一方では必ず実際の生活上の事実を例示して照合した。幻想が如何に実際の生活を左右するか。それを意外性を持って描くことに成功した。要するに，彼は幻想性から実際性を見たのである。不思議に，この点は指摘されてはいないだけである。そこで私は次のように定式化しよう。

「心」は実際性と幻想性の対比に存在する。

　フロイトはこれを聞いて何と言うだろう。当然と言うのだろうか。ただ，当惑するのだろうか。新しい見方に見えるかも知れな

いが，実はそう考えた方が自然であると私は思う。フロイトもまた，そのように考えていたのではないかと私は思う。もし実際性の直中に幻想性を見ないならばメンタルヘルスは心を見失う。なお幻想について語るときには彼は心的実在と概念化している。つまりここでいう幻想性とフロイトの心的実在は同じである。

(理論：心的実在と実際性の関係)
　心的実在と実際性の区別を導入したのはフロイトであった。しかし彼はこの両者を適切に使い分けることができなかった。論理を深めることもなかった。そのように指摘されるのがドラの症例であった。

　ドラは 18 歳の美しく知的な娘であった。呼吸困難，神経性の咳，失声を主症状としてフロイトを訪れた。実は彼女は周囲の大人達の身勝手な性的関係に巻き込まれ困惑していた。これに対し，フロイトは大人達が抱える実際的問題には関心を示さなかった。ただ，彼女が**心的実在**（**die psychische Realität**）にのみ関心を持つことを要求した。実際には治療は決裂した。

　フロイトは曖昧な実在概念を用いたので，参加によって関わるべき実際的世界の重要性を見失った。それがエリクソン，E.H. の批判である。この時，フロイトが用いた**実際性**（**die Wirklichkeit**）というドイツ語にエリクソンは英語の actuality を当てた。土居健郎も同様な視点から，フロイトと彼女との間で相互的交流，真の対話が形成されなかったことを指摘した。

　両者ともにフロイトの問題点は実際性を軽視したところにあったとする。確かに，実際性を扱うメンタルヘルスの専門家がいたならば，ドラの実際の気持ちを汲んでフロイトではない他の治療者を紹介したと思われるケースである。それではフロイトが心的実在ばかり見ていて実際的問題に疎いタイプの人間だったかといえばそうではない。

　1920 年，オーストラリア軍当局は戦争神経症対策についてフロイトの意見を求めた。フロイトは鉄道事故の後遺症である外傷神経症を参照して，戦争神経症の背後には「患者の利害を第一にする医師の義務

と，医師は患者を軍務に復帰させることを留意すべきであるとする軍当局の要求との間の矛盾」があると指摘した。この報告は軍部の激しい批判を招いた。しかし，戦争神経症という切迫した状況において幼児期のエディプス複合を語ることなく，実際の人間関係の葛藤に着眼し，そこに神経症の本質を指摘した彼の視座の転換は見事であった。それはここで説明しているメンタルヘルスのストーリー解読法を先取りするものですらあった。

　私の印象では，彼は随所に優れた実際的感性の輝きを示す人であった。ただ，彼にとってドラは愛する娘に似て，余りにも若く魅惑的な存在だったのではなかったかと思う。それ故にあれ程に防衛的で不自然な態度をとったのだろう，と私は推察している。

　ロジャースは心理カウセリングが目指すところを，**自己実現 self-actualization** という言葉で表現した。この用語の解釈はその専門家に任せよう。私が関心を持つのは彼もまた，フロイトやエリクソンと同じく"actual（実際的な）"という言葉を選んだことにある。職業選択のような実際的問題に関わってきた体験から，その言葉の重さを彼は周知していたのだと思う。

　こうして実際性か深層心理かという議論の結論に一歩，近づいた。メンタルヘルス面接と精神分析的面接を分けるのは表層的か深いか，単純か複雑かではない。メンタルヘルス面接は**実際性 actuality** を扱い，精神分析は**心的実在 psychic reality** を扱うだけのことである。関わりの契機，つまり「心」への入り口が実際生活か密室の中かの差にすぎない。来談者のニーズが，そのどちらにあるかによって，どちらの方法が役に立つかが定まるにすぎない。幼児期の幻想的体験に今も苦しむ者に実際的な支援だけ行っても，本人は本当の問題が無視されていると感じるだけである。

逆に，休職判定の是非のように実際的な問題解決を必要とする者に精神分析的治療だけを行っても不適切なのは当然である。

メンタルヘルス面接と精神分析的面接の双補性を以下のように表現することができる。

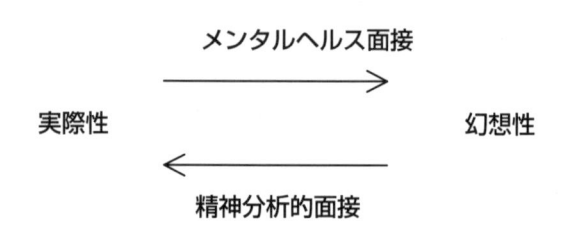

メンタルヘルス面接
$\longrightarrow$

実際性　　　　　　　　　　　　　幻想性

$\longleftarrow$
精神分析的面接

実はフロイト自身は実際的に解決すべき問題と深層心理的に解決すべき問題は異なっており，実際的問題では精神分析が無効であることを熟知していた。その証拠を彼の神経症理論の中核に読み取ることができる。彼は実際的な問題によって引き起こされる神経性疲労を現実神経症と呼んだ。これに対しては精神分析が役に立たない。一方，精神神経症では幻想と心的メカニズムが重要であるから，精神分析が有効とした。これは彼が重ねて明確に注意を促していることである。

このような理由で「心」は実際性と幻想の対比に存在するというテーゼを示したのである。

(ケース　自殺念慮)
ここでメンタルヘルス相談と個人精神療法的な対応の関連を示す簡単な例を紹介する。
22歳の男性B男である。強い自殺念慮を伴う自傷行為が主たる理

由でカウンセラーから個人精神療法を受けていた。そこでは主に家族内葛藤が話し合われていたが一向に落ち着く気配がない。強い自殺念慮の中で一人，精神科受診を決意した。

　強い自殺念慮に対して家族葛藤をテーマに話し合うことは，問題解決どころか往々にして傷をえぐるような残酷行為となる。したがって私は実際的問題の解決を中心に話しあった。次第に生活状況が浮き彫りにされてきた。父の死後，家族が崩壊しＢ男は生活費すら困っていた。そして問題はここなのだがＢ男は生活扶助の制度すら知らなかった。正確にいえば頭で知っていたが自分がその対象になるとは考えてもいなかった。精神的に不安定で働けない自分は食費もなく生きては行けなくなると彼が考えたのは，何の不思議もなかった。彼にとって私費の個人精神療法は自分が改善し食っていくための最後の手段であった。それ故に精神療法を続けるほど，出費するほど自殺念慮は切迫したのであった。

　私は地区の保健師と福祉のワーカーとのネットワークを形成した。その結果，実際に扶助を受けることができて，当面，自殺念慮の切迫性は消えた。通常の多忙な精神科治療の範囲でも，この程度のネットワーク作りはできる。ただし，面接にある程度は時間をかけて生活について聴取しないと実際の状況は把握できない。実際的問題があることが見えない。臨床実務に入る時，何を専門にするかは本人の好みであるが，実際的問題が何かを理解するのは「心」の専門家の責任である。そこに臨床教育一般の課題がある。

　さて，興味深い点は一応，生活上の実際的問題が解決し生活が落ち着いてから，改めてＢ男は家庭のこと，心の中のことについて深い相談をするようになったのである。

　幻想性と実際性とは表裏一体であり，常に両方を見る。しかし，切迫した事態では先ずは実際的問題の解決に力を注ぐのは当然である。実際的対応がなければ，貴重な精神療法の機会すら逆効果になる。注意したいところである。

3) 実際性の論理

　ここで今まで述べてきたことを理論的に整理する。

　先ずは前書,「精神疾患の面接法」では,「生」は日常性と神秘性から成るとして論を進めた。人間とはそれ自体が自然の一部であり, 存在であり, カオスである。自然は総ての専門知識, 人知を超えたものであり, 人と人との出会いに命を与えるものである。人はカオスを支配することはできない。己の「生」を不可解なものとして生きることしかできない。敢えて, カオスを概念化するならば, 日常性とそれを支える神秘性からなる。なお日常性の背後に直ちに神秘性があるという指摘は実は村上陽一郎から学んだものである。

　一方, カオスとしての自然は, 論理をも呑み込んだところにある超論理であり, 無意識的なものである。それは私たちの思考からは了解不能なものである。

　これを前提として, 次に実際性と幻想性について定式化しよう。

$$実際性 = \frac{日常性}{神秘性}$$

$$幻想性 = \frac{神秘性}{日常性}$$

　ただし, 分子と分母を隔てる横線は, 実際性では日常性から神秘性を見ることを, 幻想性では神秘性から日常生活を見ることを意味する。

　幻想性の世界, 例えば夢, アート, 自由連想の世界では神秘性

が表面にあるが実はその背後に直ちに日常的なものが出現する。トロイアの神話の背後には実際に遺跡の発掘がある。フロイトが関心を寄せたのも，このような虚実が入り乱れる関係であった。

　実際性と幻想性という対概念は一つの見方，パースペクティブの提示である。心を論ずる人がどのような見方，パースペクティブを持っているかは興味深い。日常的には，人は「心」が個人的，主観的で幻想的なものと見ている。ところが，その人が専門家になると突如，客観的に「心」を測定し始めるから面白い。また，メンタルヘルスの専門家になれば否応なく集団の中に「心」を扱うようになる。つまり，心の奥では私たちは「心」を固定的に捉えてはいないのである。

「心」を扱う視点で馴染みがあるものをいくつか羅列する。

「心」のパースペクティブ
　　　身体　　――――――　心
　　　形　　　――――――　心
　　　集団　　――――――　個人
　　　客観性　――――――　主観性
　　　実際性　――――――　幻想性

　実は「心」を扱うパースペックティブは無限にある。しかし「心」の問題を扱う以上は（実際性―幻想性）という見方を排除する事はできない。メンタルヘルスの特徴はこれに（集団―個人）の視点が加わることである。

　漸く，これでメンタルヘルスを考える準備ができた。今までのメンタルヘルスの本は「心」について書いていないものが殆どだ

った。そのようにして専門性の中で人間疎外が始まるのである。それを避けるために複雑な考察を展開した。初心者の方は今，すべて理解できなくとも，ここで議論したテーマが重要らしいと感じればよい。後は将来への宿題として気楽に先に読み続けていただきたい。

　次ぎにさらにもう一歩，考えを進めることにする。

4．メンタルヘルスの専門性

1）専門性の予感

　メンタルヘルスに理論構築が可能なのだろうか。私は若いころそれが可能だとは考えなかった。当時，私は臨床精神科医であり，「生きる」という問題に如何に関わるかは皆目，見当がつかなかった。したがって，「生」の悩みを打ち明けられても，『病気のことは専門ですが生きることについては私にはわかりません』と答えることにしていた。しかし，そのような私に対して患者は，やはり，「生きる」ことの相談を持ちかけた。それは私が断っても変わらなかった。このような体験の中から私は次第にメンタルヘルスの専門性に関心を持つようになった。しかし，いくら経験を積んでも私には人生がわからない。そこに答えは見つからない。それが答えであった。この点では精神医学や心理学などの個別学問はまったく役に立たない。私にとってメンタルヘルスとは理論構築を持たない実学であり続けた。

　実際に専門家として行動できるが専門理論を持たない。この状況は何を意味するのか。私たちの無意識の中で既に「新しい学

問」が生じていることを示す。それが実際性の学としてのメンタルヘルスである。そこに如何なる「知」の体系があるのか。

　無意識の中にある論理を明確な言葉にする試みがこの本であった。この本は私の無意識の自己分析でもある。したがって，私が読解したものが唯一絶対の答えである必要はない。読者は以下の考察を一つのヒントとして各人が自分なりにメンタルヘルス理論を追究していただきたい。

　ただし，論理は独りよがりのものではなくて，他者と共有可能なものでなくてはならない。論理は他者と共有すべきものである。この点には重々，注意されたい。

2）メンタルヘルスという「知」の形態

　私たちは「心」について決定的な一つの答えを持たない。その点はわかったとしよう。色々な考えがあり価値観がある。多様性の中にいる。これが価値相対主義といわれる現代の知的状況である。その中でメンタルヘルスの専門家としてどのように「心」と関わるのか出発点から難しい問題に出くわす。

　先ずは価値相対主義を簡単に見てみよう。
　歴史的に見て，それは決して自明な事態ではなかった。何時の時代も，その時々に宗教や哲学や科学が「生きる」ことに答える役割を負っていた。古代ギリシャにはアリストテレスやプラトンなどの智者がいた。宗教の時代には宗教が指導的役割を果たし得た。科学の時代には科学がオピニオンリーダーだった。しかし，21世紀，すべては人に訴える何かを失いつつある。フロイト，アインシュタインという天才的思考ですら，「知」のネットワークの一部に相対化される時代がきた。

天才を許さない時代。確かなものから完全に遮断された時代。「父なるもの」の喪失の時代。すべての「知」を相対化し無化する知的カリバニズムの時代。去勢された「知」の時代。存在忘却の時代。存在が見えない。存在に至る思考が見えない。確かなものを知りえないという認識においてのみ逆説的に確かなものを思考し得る。この知的状況が価値相対主義である。

　現代の「知」は徹底して倒錯的である。

　この時代精神の中からメンタルヘルスが生まれた。「心」の時代が叫ばれた。専門家なき専門性。不可能な専門性。そこでは専門家と相手方が同じ現代的矛盾を分かち持つ。「絶対」を見出すことのできない者同士の**相互的な関係**。サービスの提供者と受給者の間に成立する相互的関係。横並びの人間関係。決定的答え，権威を持たない者同志が出会う「私たち」という危うげな関係。この矛盾に充ちた関係がメンタルヘルスの実際を支える。
　このような意味を含んで人と人との**相互性 reciprocity** という言葉は集団と人的ネットワークを支えるキーワードとなった。

3）自明性

　価値相対主義の中で現代人は何処に確かな「知」を見出すべきかを知らない。それにもかかわらず，人は行為を形成する。何らかの方法で自明性を感じて生きている。何故，それが可能なのか。
　人はある瞬間に疑いなく自明と思うことがある。これを**自明性 das Evidenz** という。人は自明性の体験に基づいて考え行為する。「自明性とは何か」。それは，「人は何を正しいと感じるか」と同じ意味になる。自明性とは論理が生じる足場である。此処では自

明性の根拠を考えることになる。

　例えば，人が客観科学を思考の出発点だと信じるとき「根拠に基づいた医療（EBM：evidence-based medicine）」という言葉が出来上がった。この場合，自明性とは客観科学の論理に従うべきという主張になる。ただし，この本では客観科学をも一つの見方として，一度，カッコに入れて実際の出来事を直視することから考え直しているのである。

　先ずは，人が自明性を感じるという現象は何なのか。そこから考えたい。既に面接法の本で人が新しい認識・理解に至ったとき，人は意外だという体験をすることを述べた。これが意外性の体験である。人の心が何らかの存在の秘密に触れたとき，人はハッとして「そうだったのか」と感じる。これが**意外性の体験**である。それは信頼関係が成立する瞬間でもある。優れたメンタルヘルスの実際は心の深みに訴える。実際的な行為ほど心の深みに触れたものとなる。味がある。それがなければ，メンタルヘルスは単なる業務執行であって「心」のサービスにはなり得ない。

　フロイトの言葉が心の深層に触れて患者が「そうだったのか」と感じるとき，本当は何が起きていたのだろうか。深層心理の探求が深くなるほど心的実在に近づく。この説明は余りに実在論的で時代錯誤的である。心的実在という実体を私たちは知らないのである。

　先に呼べたように，フロイトは心の深いところを記述するときに常に実際的世界を照合していた。彼の著作にはそのような照合が無数に描かれていた。幻想のストーリーと現実のストーリーが二重に描かれて，その二つが緻密に照合されている。この点を考

えると，深層心理の深みに実際性の世界を再発見する瞬間がある。その時，人は意外性を感じ大きな発見をしたと感じる。このような構造を想定するから，心的洞察が日常生活に新しい展開を引き起こす力となる。幻想の深みを探ることがカオスに溺れることではなくて実際の世界への回帰となる。そのとき人は意外性をもって実際の世界に復帰する。

漸くメンタルヘルスにおける自明性について当面の結論を出す時がきた。

日常生活では人は実際性の世界を生きている。夢で人は幻想性を生きる。通常はこの二つは峻別された体験である。峻別された二つを人は絶えず対比し差異化して生きている。しかし，その二つが一体化して感じられる瞬間がある。幻想と実際が一体であるという発見。一体化の体験。その衝撃が意外性の体験である。昼と夜。幻想の背後に実際性を見る。実際性の背後に幻想を見る。

意外性。それは幻想性と実際性の間隙から「生」を垣間見た瞬間である。剥き出しの生，自然，カオスと「私」が一つと感じる瞬間。一体感の瞬間。その瞬間に人は心からわかったと感じる。それが洞察という体験である。

やはり，現実世界と深層心理を比較してどちらが単純か複雑かという設問自体が不用意だった。現実世界が深層心理の上に成立しているのでもなく，その逆でもない。客観科学も心的実在も実際性も一つだけを切り出せば正しい論理を支える「絶対的なもの」にはなり得ない。それが価値相対主義の帰結である。

人は虚実の入り乱れた現象の背後に「生」そのものを感じ取る。

存在するのは実際性と幻想性の二分法，その亀裂から垣間見る無限の謎を秘めた「生」だけである。このような条件で「生」と如何に関わるかという基本テーマに私たち専門家は直面する。

「メンタルヘルスは『生』に実際性の側面から関わる学問である」といっても読者は今ならば論理的に納得するであろう。それでは，どのように関わるのか。この問いを持って次に進むことにする。

4)「場」のストーリーを読むこと

生活の場において複雑に絡み合った人と人の出会いを見て，そこで語られている多数の見方をまとめて，集団における出来事を一つのストーリーとして再構成する。それは「ストーリーを読む」というよりも，「ストーリーを紡ぎ出す」という表現の方が実感に合う。それがメンタルヘルスの専門家の仕事である。この意味では「心」の専門家は**語り手**である。

そもそもストーリーを読むとは何か。人は自分の人生しか生きることができない。どんなに優れた人物でも他者の人生を生きることはできない。二つの人生を同時に生きることもできない。人は自分の人生以外を生きることはできない。つまり，人の人生は一回かぎりのものであり，他の人と置き換えることはできない。

このように書くと，余りにも当たり前だという読者もいるだろう。「私は一人一人の人を見て援助する」と決意する熱意ある読者もいるであろう。しかし，一人一人の人間の一回性についての思考の根拠を何処に求めるかが現在的問題なのである。

ストーリーを読むことを考えていると必ず「生」とは何かという問いに行き着く。援助や保護，健康という言葉が複雑な議論に

なる場合には，大抵，「生」に関する議論が伏せられてある。要するにメンタルヘルスに伏せられた主テーマは「生」という言葉で表現される。生活とは英語でいう**ライフ life** である。これは日本語では「生活」，「生命」，「人生」と訳される。これらを総称して，「生きる」こと，つまり「生」と表現する。これは健康科学の常識である。

現在，「ライフ」という言葉はライフサイクル，ライフスタイルなど多様に用いられる。ここに「生の質（QOL：Quality of Life）」の向上，つまり積極的健康の追求が語られる。それは，「良き生」，つまりウェル・ビーイングの追求のことであった。健康科学で語られる「生」と「健康」の智慧が一般論として教えてくれることは此の範囲に留まる。

しかし，完全なる相対主義の時代，唯一，死のみが明確な目的である時代に「良き生」を語ることは何を意味するのか。普遍的思考が至るのはここまでである。これから先は個々のケースについて思考すべきこととなる。ここから先は個別性の探求こそがストーリーを紡ぎ出す。

メンタルヘルスにおけるストーリー解読は個別精神療法よりも遙かに複雑な構造を持っている。主役となる数名の個人と集団全体の二面からストーリーを読む必要があるからである。

個人のストーリーと集団のストーリーを二重に読む。二つのストーリーは人と人との出会いの総体，つまり人的ネットワークの中で溶解し全体を貫く一つのストーリーとして「場」のストーリーを紡ぎ出す。

メンタルヘルスでは集団とそれに属する個人のストーリーを二重に読む。その二つを常に対比する。（個人－集団）のパースペクティブを意図的に用いる。そこには余りにも多彩なストーリーがある。そこにいる個人はそれを前にして「どうしたら良いかわからない」と当惑している。初めは，「場」のストーリーは「複雑でわからない」という当惑のストーリーしかない。精神疾患の発症時に「どうした良いかわからない」と当惑する他者。精神疾患がわからないのではない。むしろ多彩なストーリーに幻惑されているのである。それ故に「場」をサポートする必要があるのだ。

そしてメンタルヘルスの専門家はこの当惑の中から新しい「場」のストーリーを読み取る。そして実際的な問題解決を図る。メンタルヘルス活動の成否は，「場」のストーリーがどれだけ説得的なものかにある。それを可能にするものは何か。

そこで基本的視点の転換が必要になる。参加と連携という方法。人的ネットワークに自ら参加することによって，「場」が一つのストーリーを紡ぎ出すことを促す。そのプロセスを観察する。それが専門家の役割である。

(エピソード：生のストーリーを読むこと)
「生のストーリーを読む」とは，面接で来談者を如何に理解するかについて用いた言葉である。このことに関連して，ある患者との話を紹介する。彼が痩せて困っていた頃，気功の先生が，「あなたは間もなく太ってくるから大丈夫」と暗示を掛けたと彼はいう。「そうしたら本当に太ってきたのです」。私はそれに応えた。『それは彼が暗示を掛けたのではないのでしょう。彼はあなたの生命の動きを読み取ってあなたに知らせたのでしょう。彼の読みが適切だったから暗示が有効になったのでしょう』。彼は大きく肯いた。

この気功の先生は，正に，「生のストーリーを読む」才能を体得していたのだと私は思った。神秘的な表現に聞こえても，臨床家は見立てやサジ加減として日常的に「読み」を行う。治療が進んでも自信がつかない患者に『もう大丈夫だよ』というと，本当に自信が出てくる。それは単なる暗示ではない。彼の生命的動きを読みとった治療者が，戸惑う患者の背中をポンと押してあげただけである。それは専門的勘である。このような「読み」はすべての実践活動を支えている。専門家の実践には，このような「読み」がある。

5) 試行錯誤という方法

「場」のストーリーを読む。その「読み」から行為が形成される。行為形成は**試行錯誤**である。論理に縛られては人が見えない。論理が無ければ考えることはできない。この二律背反を解決する方法が試行錯誤である。

そこには専門家としての勘と仮説がある。仮説がないと実際のダイナミズムに対処できない。つまり生のストーリーを読むには，一種の勘，「読み」が必要になる。「こうしたら良い」というアイディアがある。勘を働かせて得た考えは論理的思考の虚を突くことができる。それは意外性をもたらし，「これぞ真実」という自明性の感覚を引き起こすことができる。

勘によって手に入れたアイディアを仮説と呼ぶ。勘は勘に過ぎないから誤ることもある。そこで専門家は自分の読みを敢えて一つの仮説として思考可能なものにする。重要なのはこの点である。これによって自ら試行錯誤の過程を可視的なものとするのである。

ここで述べたことを簡単に言い換えればメンタルヘルスの活動は「見ること」から，「考えること」を経て，行為形成に至ると

いう基本シェーマにしたがったことになる。これが前述した試行錯誤のシェーマの実体である。

5.「関わること」の理論

　実際編では「関わること」について具体的に述べた。ここでは，その基礎となる理論的考察をする。

　精神医学，保健，福祉や心理には多様で重要な技法がある。しかし，それらの技法が生きるのは，「適正な関わり」が行われた時だけである。適切な関わりなしには各論的技法やツールは活用されない。当たり前のことである。

　つまりメンタルヘルスの基礎理論には「関わること」というテーマがある。それは「援助する者」と「援助される者」との関係を論ずることである。残念ながら，これを正面から論じた教科書は殆どない。それ故にこの本では支援論の中核に「関わること」というキーワードを取り上げた。

　本論に入ろう。

　ストーリーを読み取る「場」には複雑に絡んだ人間関係がある。これを**人的ネットワーク**という。ストーリーが読み取られる場はストーリーを紡ぎ出す生きた場でもある。メンタルヘルスの専門家の特徴は自ら人的ネットワークに**参加**し**連携**することによって，自ら新しいストーリーを紡ぎ出す触媒の役割を果たす。実際の人間関係に関与する専門家。ここに理論の中核部分がある。

　このように述べたときに，既に新しい視点を導入したことに気づかれたろうか。参加と連携を語る当事者は通常はそれを自分の

問題として語る。しかし専門家のみがその視点を欠いていることが多い。専門家としての自己言及性を欠いているのである。しかし，場で問われるのは専門家自身も同じであるから，ここでは専門家自身もまた，参加と連携をする一人の人間として位置づけたのである。

1) 参加 participation

通常，精神医学の専門家は精神科医であり，心理カウンセリングの専門家は臨床心理士である。しかし，メンタルヘルスでは事情が一寸，異なる。学校や企業で「どんな仕事をしているの」と聴かれたとき，精神科医，臨床心理士と答える人は余りいない。私がメンタルヘルスの場で「何が専門か」と聴かれた時には，取りあえず，「私は精神科医であるがメンタルヘルスの相談に乗っている」と答える。臨床心理士ならば，「私は臨床心理士であるがメンタルヘルスの相談に乗っている」と答えればよいことになる。

メンタルヘルスの実際では個別専門性に加えた「何か」が重要なのである。その「何か」を考えてみよう。

私達はそれぞれ臨床心理学，精神医学，保健学，社会福祉の専門家である。しかし，一つの個別専門性に優れていたからといって，メンタルヘルスの場でそれを役立てることができるとは限らない。優れた精神科医や精神療法家がメンタルヘルスの場では役に立たないことは頻繁に起きる。簡潔にいえば，個別の専門性を学ぶだけでは実際性の感性は身につかない。生きた場ではその場に自ら参加することが必要になる。それに即した創意工夫が求められる。例えば，「心理士だから心理学以外のことは関係ない」

とはいえない場,それがメンタルヘルスの場である。

メンタルヘルスはいくつもの既成の専門性を内に取り込んだメタ学問だというのは,この意味である。それは徹底した実践の学である。各論的な専門知識を超えた「何か実際的なもの」に本質がある。社会,生活のニーズから生じ,それに実際的に関わる智慧をそれぞれの立場から出し合っていく,メンタルヘルス活動とは基本的に参加による共同作業である。以前は実践の学を形成するために学問の**学際性**(**inter-disciplinary**)が叫ばれた。学際性とは多くの専門家が話し合って専門を超え知恵をひねり出すことである。昔,私はそれに賛同して異なった専門性が出会う学会に好んで参加した。しかし,各種の専門家が寄せ書きで書いた教科書は実際的状況から遊離したものになる。学際的努力だけでは実際性は身につかない。一つの重要な要素が欠けているからである。生活者の視点,つまり専門家自身が「場」に自らその構成員として参加する感性が欠けていたのである。

メンタルヘルスの専門家は否応なく「場」の意志決定に関わる。そこに参加という方法がある。障害者には障害者自身にしか知り得ない智慧がある。素人には素人にしか知り得ない智慧がある。すべての人間がその個性として,固有の生において,他ならぬその人ならではの専門性を持つ。生活の場での相互的な出会い,そこに参加する者たちが産み出す智慧。そのような出会いの構造を見事に表現した本が「専門家同志の出会い」(Tuckett, D et al : Meeting between experts. Tavistock publications, 1985)である。

実際性の学問は専門家と素人を相互的に結ぶものでなくてはならない。それが**参加**である。健康サービスでは結局,それぞれの

構成員が各自の智慧を持って話し合う。学際的試みには参加の概念が含まれてはいなかった。専門家が集うことに気が取られて，素人が持つ智慧を取り込むことを知らなかった。

参加という言葉は当事者や市民が専門家や行政の場に参加するというように語られてきた。この時に陥いりやすい錯覚は，「参加する者」と「参加させる者」という上下関係しか見えなくなる点にある。参加という言葉では相互性の関係を視野に入れることが重要なのである。

参加とは，同じ問題をシェアする者たちがともに考えるために相互的で対等な関係で場に関わることである。

それは専門家にとっては専門性の呪縛から自由になって，「生」の学問，実践的人間科学へと自ら飛躍することでもある。ここに人間関係における相互性と権威性の問題が生じてくる。その両者を直視すること。この点は複雑なので後に人的ネットワークで改めて論ずる。

2) 連携 coordination

さて集団に参加したのはよいが，後は試行錯誤だけというのでは心細い。メンタルヘルスの専門家が実際に行うべき行為が連携である。それはどのような行為であろうか。

一つの例を考えてみよう。企業のメンタルヘルスでは数年にわたって出社できないケースがある。長期の不登校でも同じである。長い経過から治療によって状態が容易に改善しないことはわかっている。職場は本人の復職を望まない。本人は復職を強く希望する。この場合には一見して利害関係のコンフリクトだけがある。

こうなると単なる自己洞察や本人の決意だけで解決する問題ではない。関係者が場を冷静に見て協力し解決案を探る他にない。それが**連携（コオディネイション，調整，調和：coordination）**である。

　集団が自己解決できない大きなコンフリクトを抱えている場合に，それに気づいた集団はメンタルヘルスの専門家に問題解決を依頼する。これに対して専門家は連携のスキルによって新しい問題解決のストーリーを探る。

　この時，連携とは関与している多くの人の意見を取りまとめ新しい決断を産み出すことである。それは本質的答えではないと感じる人もいるだろう。初めの頃は私もそう思った。そして，もっと確かな答えを得ようと躍起になった。誤りのまったくない絶対的答えを求める悪癖が治療者にはある。その結果，障害者に完全治癒を求めるごとき倒錯的行為に陥る。病理学そのものが持つ病理性に自ら陥る。

　求められているのは個人の疾病治療ではない。「場」の問題解決なのである。

　医学的治療の進行を待てばすべてが解決するならば，関係者の意見が分かれることはない。メンタルヘルス相談に持ち込まれるケースはそうではない。治療に限界があるから関係者の意見の対立・困惑が生じてくる。困難があるから連携する意味がある。人的ネットワークの中で実際的な問題解決を計るのである。大事なことは，あくまでも関係した人達がすべて納得する解決を探ることである。この不可能に見える課題に綱渡りのように挑む。現場にいるメンタルヘルスの専門家達は日常的に不可能に挑戦している人達である。

不可能性の自覚。それに出くわしたときに何らひるむ必要はない。自分自身の家庭や自分の人生を思い起こして欲しい。自分の力では解決困難な問題が山ほどある。解決不能性，謎こそが「生」の特性であり，それを感じたとき始めて本質的問題，個別的な「場」が見えたといえるのだ。そこに漸く専門家として関与の手がかりが見えたのだ。

連携とは「生」の謎に気づいた上で人的ネットワークに参加し，個別的答えを導き出す試みである。ここまで理解して漸く，法律や制度や社会資源についての知識を生かすことができる。

個別的解決が業務である。普遍的なテーマとしては解決不能に見える問題も人的ネットワークの中で話し合えば個別的解決策が見えてくる。そのために関係者が協力しあうプロセスが連携である。そのような解決が見つかったとき，突如として視野が開けた印象を受ける。その時，私は生きた場の人的ネットワークの中に存在していることを改めて実感する。

連携とは人と人を繋ぐことである。それは集団における合意形成のプロセスである。連携によって「場」のストーリーが明確になる。

連携を行う者，つまり連携者とはコオディネイタ，ケアマネイジャーなどと呼ばれる。しかし，その役割を最も正確に表す言葉は**ヘルスプロモーター**である。無理に日本語に訳せば健康推進者と訳されるのであろうか。その役割は実際の人的ネットワークに自ら参加し新しい人間関係を作り出すことにある。この活動が**ネ**

ットワーキングである。

(理論；ヘルスプロモーター)

　例えば行政的施策と住民の両側からの要請を橋渡しして，個々のケースについて何をなすべきかを判断していく能力がメンタルヘルスの専門家には求められる。それがヘルスプロモーターである。サービス提供者と住民の間にあった今までのトップダウン方式の縦の人間関係には欠けていた，「ともに」考えるという双方向の交流と技法を意図的に取り入れる。住民と平易な日常語で問題を話し合い，合意を形成する技法が必要となる。そこでは「住民から学ぶことのできる能力」が求められる。施策者と住民の間に立ち，その橋渡しをする専門家，そのような新しい専門性をDownieはヘルスプロモーターと呼んだのである（Downie RS et al : Health promotion. Oxford Medical Publications, 1990）。このように縦と横の関係の接点の役割を果たすことがヘルスプロモーターの役割である。

　この役割を果たすには健康サービスで用いる従来の専門用語の多くが役に立たなくなった。今までの専門語の多くが個別専門性の立場からの「語り」だったからである。それでは新しい相互的な関係性に対応できないのである。参加の時代に対応できない。トップダウン方式の援助なのか，住民の要求に基づくボトムアップ方式なのかという二者択一的な議論に健康科学の専門家すら陥っていた。同じように援助か自己決定か（保護かパターナリズムか）という二項対立的な議論に縛られてきた専門家は多い。ここで専門語も一度，新しく生まれ変わることになる。例えば，エンパワーメントという言葉は個人の内部から自ずと生じてくる何ものか（主体性）を尊重するために新しく作られた。ヘルスプロモーションでは，そのような新しい言葉が多い。

　コオディネイタは人と人を繋ぎ情報を紡ぎ出す。サービスの全体像をデザインする。それは服装をコォディネイト（corodinate：連携，調整，調和）することと似ている。連携，調和と訳される。

この英語は「対等なものを組み合わせる」という意味である。参加と連携というからには相互性の関係が視野に入ってくる。重要な点は人間関係の相互性の横糸を組織における権威関係の縦糸に紡ぎ込むことである。生きた人間関係を縦横の二方向から紡ぎ出す専門家。それを行う者が**コオディネイタ**（連携者：coordinator）である。なお個人のためのサービスをコオディネイトする者が**ケアマネイジャー**である。

　個人的なアドバイスである。連携者は目立たない存在である方が良い。大事なのは連携の結果，産み出された「場」である。連携者はそれを産み出す触媒の役を演ずる。服飾コオディネイタが服を着た人よりも目立っていてはシャレにならない。私たち凡人には難しいが，目立たないがシブイ格好が良い役割を果たすのである。

　個人精神療法では実際的な問題解決を留保することによって，個人の心的世界に没頭する。一方，メンタルヘルス相談では実際的な問題解決に向けて人的ネットワークに参加して連携を実践する。この基本構造を把握した上で，いかなる専門性，いかなる場で働くにせよ，相談にのった以上は誰がコオディネイタの役割を果たしているか，自分がそれを引き受ける立場か等，常に気をつけてチェックする習慣をつけねばならない。そうでないと相談を持ち込んだ人が可哀相である。特に個人精神療法の二者関係に関心のある者にとってはコオディネイタは視野に入りにくい役割である。しっかり頭の中に焼きつけておく必要がある。

3）人間関係の縦軸と横軸

　「関わること」というと漠然としているが，参加と連携の概念

を導入することで人間関係に新しい視点が生じてくる。それは既に述べたが，人間関係への縦軸と横軸の二次元的見方である。これをさらに説明しよう。

　専門的知識では専門家が圧倒的に優位に立つ。このような**権威性の勾配**が**縦の関係**である。行政機構との関係も縦の関係である。縦軸の思考は**権威 authority** の問題を可視的にするので行政や専門性を考えるのに重要である。しかし，参加と連携という時には，これに横の関係が加わっている。横軸の思考は人と人との**相互性**を可視的にする。この次元では専門性と素人性に優劣はない。相互性の水準では誰でもが何らかの意味で対等でしかない。

　こうして「関わること」は縦軸と横軸の関係から捉えられる。

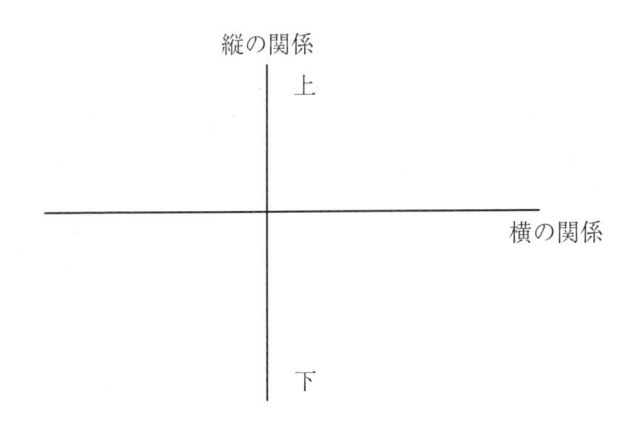

```
            縦の関係
              |
              上
              |
──────────────┼────────────── 横の関係
              |
              |
              下
              |
```

　企業の管理者も学校の教員もそれぞれが健康サービスの構成員である。個人がある集団に属している以上，誰もが何らかの意味でメンタルヘルス活動を支える主体である。実際に社員や教師や生徒が相談員と協力して他の構成員を援助することは，実に頻繁に起きる。決して構成員は単に受け身的なサービスの受給者では

ない。彼らの智慧によって困難な状況を打破することは珍しくない。さらに言えば与えられたサービスを適切に生かせないならば，その責任は集団の構成員にもある。それが相互性の論理である。

要するにメンタルヘルスには相互性，対等な参加の視点が加わる。そして相互性の水準では誰もが対等な智慧の持ち主となる。

「三人寄れば文殊の知恵」という言葉がある。「文殊」とは知恵をつかさどる菩薩である。そして，凡人でも三人集まって相談すれば，なんとか良い知恵が浮かぶものだということである。人と人が「出会い」，それぞれが智慧を持ち寄って問題解決を探る。こうして権威性の縦軸に相互性の横軸が加わったところにメンタルヘルスの智慧が産まれる。その出会いの全体を総称して，**人的ネットワーク**と呼ぶ。つまりここで人的ネットワークとは二次元である。

これはきわめて常識的な人間関係の捉え方である。しかし実践的な専門書では関係性を二次元で論じているものは殆どない。驚くべきことである。例えば「エンパワメントは市民からのボトムアップの活動だ」と表現することが多い。これは一次元で議論しているのである。実際の当事者運動には市民的から行政への突き上げという要素は確かにある。しかし，当事者の主張は自分の「生」については当局と対等な関係で話し合うことを要求することの方が普通なのだ。

二次元の視点から最前線で働くメンタルヘルスの専門家を見ると，その新しい役割が手に取るようにみえてくる。彼らは行政という縦の関係の中で当事者と対等に出会うべき立場にいるからである。

「心」の専門家は人間関係に自ら参加しその縦糸と横糸を一つに紡ぎ込む。

この役割を果たすことによって人的ネットワークに新しい意味,新しいストーリーが紡ぎ出される。この時,心の専門家はストーリーの紡ぎ手となり語り手となる。

次に人的ネットワークについて更に具体的に見てみよう。

4) 人的ネットワーク

a. 個人面接における三者構造

前書,「面接法」では,面接の関係は対等な出会いと専門的関係の二つの要素からなるとした。ここで対等な出会いとは人と人の相互性ある出会いであり,専門的関係とは専門性の勾配があるという意味であった。そこでも縦軸と横軸の二次元の人間関係を想定したのである。さらに面接ではその場に居ない**不在の他者**が重要な役割を果たすことを論じた。こうして面接室に限れば面接者と来談者の関係は次のような三者関係で表現できる。

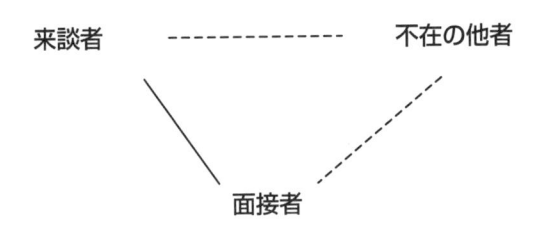

```
来談者  --------------  不在の他者
     \              /
      \            /
       \          /
         面接者
```

実線は来談者と面接者が実際に出会って話し合うことを示す。この時,両者は目の前にいて自分の眼で確認できる他者である。**現前する他者**である。一方,面接者の眼では確かめることのでき

ない他者がいる。これが**不在の他者**である。これを破線で示した。不在の他者は知覚できない他者であるから幻想的である。

　個人精神療法では，この三者構造だけ知っていれば十分である。何故なら，実際に不在の他者と会って問題を解決することは例外的だからである。個人精神療法では原則として他者は不在に留まる。前書では主にこの範囲で面接法を解説したのである。

(理論：不在の他者について)
　前書，「面接法」と「精神疾患の面接法」では，個別サービスにおける面接法に限って説明した。その本とメンタルヘルスとの関係に触れておく。

　前書の中で面接室にいない「不在の他者」の重要性と来談者の生活（ライフ）を見ることの重要性を指摘した。面接室では他者についての所見はすべてが来談者の知覚を通して語られるものであった。その時点で不在の他者という言葉について多くの説明をしなかった。フロイトの精神分析では実際の他者との関係は来談者が自ら解決するべきこととして厳密に区別されていた。しかし私はこの言葉で，面接が実は面接室では完結し得ないことを想定していた。実際，この点に気づいた読者は沢山いた。

　面接室の机には大抵，電話が置いてある。何故か。それは単なる飾りではない。電話の使用法を見れば治療者としての素養がわかるといわれる。この電話の意図的使用こそが，フロイト的な面接がメンタルヘルス面接へと展開する第一歩なのである。来談者の面前で電話によって不在の他者と直接，出会える。適切な外部の他者との協力関係の樹立ができる。それこそが連携の始まりである。それなしに面接がメンタルヘルスに役に立つことは稀である。この意味でカウンセラーにはケアマネイジャーの感性が不可欠なのである。

　いかなる面接も面接外の社会，他者との実際的な関係によって

意味づけられている。不在の他者とは面接が社会に開かれる窓である。このような構造はメンタルヘルスを学んで初めてわかることである。

このことから重要な結論が導かれる。面接室での合意形成そのものは社会的な力を持たない。実際に他者が関与しないからである。面接の場が社会的力を発揮するのは，他者が面接者と実際に出会い合意形成に関与したときである。医師は休職診断を通して書類上ではあるが企業主と出会う。**面接の場に社会性を与えるのは他者の参加である**。不在の他者が現前する他者として登場することが必要なのである。課題解決に向けて他者が参加することによって人的ネットワークが実際に組織化される。端的にいえば，実際性とは他者の参加であり，他者の参加が社会性である。それ故に心の専門家は人的ネットワークに自ら参加する。

不在の他者 ——————— **他者の幻想性**
現前する他者 ——————— **他者の実際性**

このようにして幻想性と実際性の対概念は他者の二面性，つまり不在と現前として捉えられる。

少し難解かも知れないが，この点を理解された上で先に進んでいただきたい。

b．メンタルヘルス面接

カウンセリングとは来談者と面接者の間で行われる相談活動である。その方法は面接である。その中でもメンタルヘルスの場で行うカウンセリングを**メンタルヘルス・カウンセリング，またはメンタルヘルス相談**という。この本でカウンセリングというのは，特に断らない限りこの意味である。臨床心理士による学校カ

ウンセリング，保健師による健康相談，精神科医が行う医療相談，企業者が行う業務相談，教師が行う教育相談なども，これに属する。相談活動の内容と参加者がこのように多様で複雑なことがその特性である。

　メンタルヘルス面接でも三者関係の基本シェーマは個人心理療法とは変わらない。しかし，決定的に異なる点がある。
　個人心理療法では問題を抱えた人と面接者のみが会うのが原則である。面接に家族や教師が来談する場合でも情報収集や援助の協力者として登場するだけである。要するに，彼らが共同の意志決定に参加することは稀である。
　しかし，メンタルヘルスは生活の場で行われるので三者関係の誰もが直接会うことが可能であり原則ですらある。つまり，「心」の専門家自身が実際に人的ネットワークに参加し，その一員となる。参加した者は等しく責任をシェアする。生徒に会ったり，教師に会ったり，家族に会ったり，場の日常的関係に参加する。誰が不在の他者かは三者関係の中でダイナミックに変化する。そのダイナミズムの中で課題解決に向けて人間関係を再組織化する。そのオーガナイザー，連携者がメンタルヘルスの専門家である。
　次にメンタルヘルスの関係性を示す。
　次頁での実線は関係の実際性，破線は幻想性を表現する。このような三者関係が幾重にもダイナミックに重なってできた人間関係の総体を**人的ネットワーク**と呼ぶのである。誰が誰とも会うことが可能な関係。それは実際性と幻想性がダイナミックに交代する複雑な関係を創り出す。

　メンタルヘルスの実務家は人的ネットワークのオーガナイザー

```
来談者 ---------- 他者
        \        /
         \      /
          \    /
         面接者
```

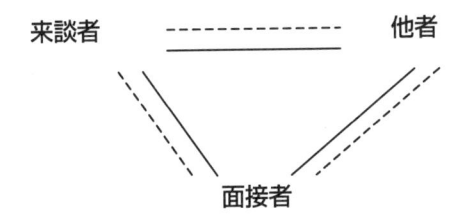

である。コオディネイタである。ところがこれがきわめて難しく高度な専門性を必要とする。高度な専門的知識と人間関係の巧みさ。その両立はいくら強調しても足りないほどである。

その難しさの例として、私が「寝業師」と呼んでいるメンタルヘルスの専門家の姿を紹介しよう。オーガナイザーとしての行為を自ら理論化はできないが個別的知識と実学的センスは身につけた専門家がいる。彼らは黒幕的な存在として場に適応する他にない。十年前までは精神科強制治療もまた、そのような影の世界が支配していた。今、状況は変化した。社会が専門家に説明責任を求める時代になった。現場に入った初心者は理論を示すことなく実践を行う先輩を見て驚き、時には呆れる。しかし私にとって「寝技師」たちはメンタルヘルスの黎明期にオーガナイザーとしての役割を受け止めた人たちの一つの適応形であった。初心者はそれを好意的に受け止めることができるのだろうか。このように書く私自身も実はそのように手探りで生きてきた一人だった。それは私にとってはきわめてストレスフルな適応であった。そして理論構築を求めてこの本を書くに至ったのである。

職場の先輩は何時の時代も最も優れた教師であり反面教師である。先輩達が後輩に教えるべきことは余りにも多い。実務家の先輩達が指導する際の一助にこの本がなることを願う。一方、初心者は現場で安易な批判をする前に学び方について学ぶとよい。優

れた師は最も身近に意外なところにいるものである。

　以上，抽象的な表現になったので，これを具体例で説明する。

(ケース　無断欠勤)

　C氏はここ半年ほど有給休暇を使い果たし無断欠勤を繰り返していた。上司からみれば明らかに業務能力が低下していた。上司はうつ病を疑った。そこで保健センターに相談することを勧めた。これに対して，本人は自分で問題を解決できると頑として言い張った。

　C氏が受診を嫌うので上司が自ら保健センターに相談に来た。この面談では課題解決の依頼人は上司である。相談の対象がC氏である。不在の他者はC氏である。そこでセンターの保健師が職場訪問をしてC氏と話し合い，ようやくC氏は保健師の面接に来談した。生活の場にある相談室はクリニックと比べて訪問しやすい場である。

　C氏が相談室に来たとき，カウンセラーは**面接者**として相互的関係，「私」と「あなた」という横軸の関係で出会う。この出会いを出発点としてみれば，面接で語られる「不在の他者」は上司である。

　メンタルヘルス面接では，そこに参加する三者はそれぞれが時に応じて不在の他者になる。不在の他者と実際の他者がダイナミックに変化する。このようなダイナミズムは個人精神療法にはない。このダイナミズム故に人的ネットワークでは意識的，無意識的な思惑が場を支配する。誰の言うことが真実か，何が誰による幻想的産物か。無意識的な意図か作為か。それらを同定することさえ困難な状況が日常的に起こる。実際的な話をしているはずが，誰かの幻想世界に面接者が取り込まれてしまう。要するに実際の人的ネットワークは深い幻想性を帯びているのである。人的ネットワークへの参加者は剝き出しのカオスの中に投げ出される。それが普通である。事実は想像よりも奇である。実際性と幻想性，

虚実の混在。日常性と神秘性。そのすべてが交錯する。それが日常性の姿である。つまり真に実際的であるほど深層心理的であり幻想的である。見落とされる点である。ここにメンタルヘルスの面白さと困難がある。このようなメンタルヘルス活動の特性を表現するために面接室に引きこもる面接者ではなく，人的ネットワークに自ら参加する**相談者**という言葉を用いることにする

　実際性と幻想性が紡ぎ出す複雑な人間関係の姿をここでは**人的ネットワーク**と呼んだ。それは人と人の「出会い」の実像である。この点を理解しないと参加や連携という言葉は心を失い死語となる。

6．組織論

1) 依頼者（クライエント）は誰か

　人的ネットワークはカオティックである。しかし，それにも拘わらず一定の構造がある。先ずは**クライエント client**について考える。クライエントとは相談の**依頼者**のことである。具体的には弁護士の依頼者であり企業の顧客でもある。そこで心理療法家は安易に来談者をクライエントという傾向にある。実際に，クリニックでは大抵は来談者と依頼人は同一になることが多い。しかし，メンタルヘルスの実践ではこのような言葉使いは誤った先入観になるので控えるべきである。メンタルヘルスでは事情が異なるからである。

　先ずは，「メンタルヘルスの場で相談室に来る来談者は本当に

クライエントか」を考えて欲しい。この問いの意味が理解できる者は既にメンタルヘルスについて何かを知っている。

　ここで先に述べた社員Ｃ氏と社内の健康管理室スタッフとの出会いを例に考えてみよう。この場合，人間関係を見る限り上司が依頼人である。何故，上司が面接を依頼するのか。人と人としての相互的な思い遣りも，お互いの思惑もある。実は厄介払いしたい気持ちもある。しかし，ここで無防備に上司の心の中に入ってしまうと実際的問題はカオスの中で見失われる。
　むしろ上司の行動には無視できない別のきわめて明白な動機がある。彼は義務として専門家に会わねばならなかった。健康配慮義務である。このことに読者は既に気づいていただろうか。この点では上司は事業者のニーズの代弁者である。もともとカウンセラーを雇う時，企業は「全社員の心の健康管理をお願いしたい」と依頼したであろう。この点では事業者が相談の隠れた依頼者である。上司は依頼されたことを実行したに過ぎない。学校においては学校長がこの意味での依頼人である。地域活動においては多くの場合，市町村長が依頼者である。硬い言い方であるがＡ氏の来談は業務命令的な性格を持っていた。

　要するに，問題の発端者とされる当事者，問題解決を依頼する人，相談に乗る人。メンタルヘルス面接はこのような三者構造の上で成立している。

```
当事者 ────────────── 依頼人（公共性）
         \              /
          \            /
           \          /
              面接者
```

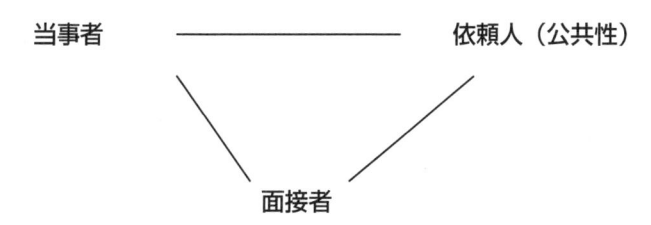

2）公共性

　人的ネットワークが複雑に形成されているとき，私達はそれを**組織（システム）**という。健康サービスの対象はある企業，ある学校，ある地域である。組織を二側面から捉えよう。つまり**公共性**と**集団**である。

　A氏の上司は企業を代表し彼に対して健康配慮責務を負う。企業がメンタルヘルスの専門家を依頼する背景には企業主に負わされた健康配慮義務がある。先に述べた健康増進法では国家が健康配慮義務を企業に負わせている。それを具体化した個別法が労働安全衛生法である。この意味では依頼人は国家である。集団の責任者が果たすべき責務の中でも背後に国家的な公的義務が存在する場合，これを**公共性 public** という。ここで公共性とは，「社会全体がそれに責任と義務を負うこと。また，国や公共団体がかかわっていること」である。日本のように組織化された社会では公共性を代行するのは個別集団の責任者である。つまり企業主や学校長である。健康サービスの専門家は集団の責任者に協力し，その集団が提供する公共的サービスの是非をチェックしフィードバックする立場にいる。

　これを図示すると以下のような三者関係となる。今までのシェーマに比べて集団が視野に入ってくる。

```
集団 ——————————— 公共性（国家）
         \              /
          \            /
           \          /
            \        /
             相談者
```

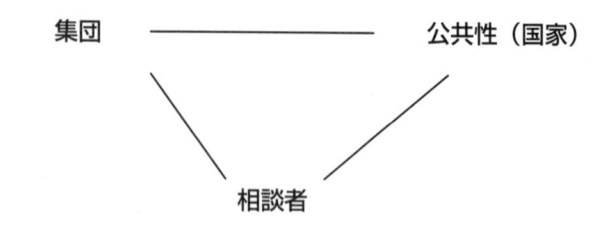

(エピソード：公共性とは何か？)

　公共性という言葉は英国の公的サービスを理解する上でのキーワードである。日本の健康サービスは英国の公共性を取り入れて作られたといっても過言ではない。しかし，公共性を定義するのは意外に難しい。英語の public の意味そのものが定まらない。

　public school といえば英国では私立エリート校のことである。ハリー・ポッターの映画で主人公が通う学校である。洒落たマフラーが所属の学校を表す。ある時，知り合いの英国人に「public school と何故いうのか」と食い下がってみた。社会に役立つ人材を育てる学校という意味かも知れないということで二人は合意した。しかし結局は，「わからない。英語はクレイジーな言葉だからね」が彼の本音であった。

　この本で公共性とは，一人の個人に対しても社会全体が責任を負い，個人の側も社会全体に責任を負うという双方向の関係性を意味していると仮定した。個人の自由を認めながら，個人が「生きる」ことを全体で負担し合う。英国社会が成熟した社会だといわれる由縁であろう。私達の住む日本は漸く経済成長の幻想を脱し個人主義的自由の限界をも実感しつつある。大人の社会へと移行し始めたのであろう。「心」の時代が叫ばれる背景に新しい公共性への希求がある。その社会的ニーズに心の専門家はいかに応えるべきか。そのような問いがこの本を書くにあたって私の中にある。

3) 集団と個人

メンタルヘルス活動の対象集団は予め定められている。集団の責任者がカウンセラーを雇用する時，依頼するのは対象集団の全社員，全生徒，全住民である。来談者だけが対象ではないし，来談した者をみているだけではメンタルヘルスではない。これがクリニックの実践とは異なる。実は来談しない人にこそ深刻な問題が潜んでいることは健康サービスの常識である。

(理論：集団の定義)

ここで集団という言葉を用いた。これについて説明する。学校 A，B，C，企業 L，M，N，地域 X，Y，Z 等々，いちいち個別的に表現するのは煩雑なので，これらを一括りにして論じる時に集団という言葉を用いる。

ここでは集団という言葉を数学の集合論でいう集合とほぼ同義に用いた。それはニュートラルで無味乾燥な操作的概念である。ただし，ここでは人間集合に限るので，集合ではなく集団という言葉にした。集団，地域という言葉は初めから「集団の治癒力」等のごとく幻想的に用いられることが多い。このような曖昧な幻想性が混入することを避けたいのである。

集合には要素（元）があるだけである。同じく，集団の要素は個人，つまり構成員である。集合の表示法には二つある。第一に，すべての元を表示する方法：$\{1, 2, 3, 6\}$，第二に条件を示す方法：$\{X|X$ は 6 の正の約数である$\}$。ここで条件とは集合の構成条件である。この条件によって集団が規定される。

集合の条件に「学校 A に属している生徒である」と置けば，A 校の生徒集団を規定したことになる。学校カウンセラーが対象とする集団である。「学校 A に属している者である」と置けば，教員，職員，生徒を含めた A 校の全構成員となる。学校の健康カウンセラーはこれを対象とする。

要するに，サービスの対象は**集団の構成員**である。単に来談者だけではない。集団を構成する個人は集団に属した時点でサービスの受け手となる。つまり集団の健康サービスの組織作りがメンタルヘルスの業務となる。

個人と集団は以下の二つの形式で関係する。
1) 個人は集団の人的ネットワークの一構成員である。
2) 個人は集団において公共サービスの受け手である。

メンタルヘルスでは集団と個の関係を見る。これを表記すると次のようになる。

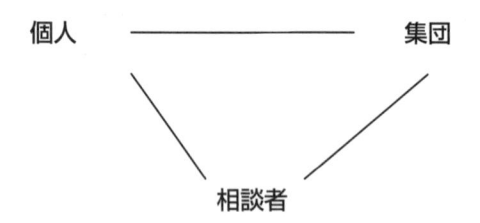

```
個人 ——————————— 集団
    \           /
     \         /
      \       /
       \     /
        相談者
```

フロイトは主に来談者と相談者の関係を転移と抵抗を通して観察した。そして二者関係の背後に伏せられた三者関係があることを見た。しかし彼の時代は社会保障制度が心の健康にまで及ぶとは考えても見なかった時代である。当時の戦争神経症や鉄道神経症の診断は患者を補償から除外するためのものであった。彼の理論に公共性の考察が欠如しても不思議はない。今でもクリニックでは自由診療と二者関係を基盤に運営できる。個別精神療法では実際の人間関係は来談者と相談者の二者関係のみである。そこに第三者が実際に加わることは稀である。その範囲では他者は不在

であると考えることができた。しかし公共性という点では現代はフロイトの時代から大きく飛躍したのである。

(理論：中間集団について)

　集団には色々なサイズがある。メンタルヘルスの実践の場となる集団は中間（小）集団である。具体的には個々の学校，企業，施設，地区などである。集団に帰属する個人が見えるサイズの集団である。個人が見えるのでメンタルヘルス等の直接的サービスを行う基本単位となりやすい。

　集団のサイズについて便宜的に整理すれば以下のようになる。

　　国家　－　（上位集団）　－　**中間集団**　－　（下位集団）　－　**個人**

　個人を見れば集団が見え，集団を見れば上位集団が見え，国家が見える。集団間に縦のダイナミズムが生じてくる。

　歴史的な視点から，中間共同体の弱体化が近代を特徴づけるとする指摘がある（作田啓一：個人主義の運命．岩波書店，東京，1981）。もともと中世の西欧社会を支えていたものは拡大家族，村落共同体，荘園，自治都市，ギルド，教区の教会，僧院，大学などの共同体であった。18世紀に，この共同体が解体，再編成された。その時，中世的共同体の機能に代わったのが個人と国家であった。近代社会は**個人主義**と**ナショナリズム**の双極構造の上に成立した。つまり，中世の中間的共同体が解体し，国家と個人という双極構造に再編成された。

　そのような視点から現代人の生活を見渡すと，個々人の生活を一生，支えてくれるような中間集団が崩壊してきたことに気づく。核家族化，離婚率の上昇など，「イエ（家）」という集団が解体しつつある。企業は終身雇用が破綻している。これらの集団が大きく解体・再編成される時代である。中間集団が持っていた個人への保護的機能が国家に集約された。そこで改めて中間的共同体の弱体化を国家が支援して補うことになった。こうして中間集団に公的責任が負荷された。健康の専

門家が個別集団と公共という二重の責務を負うようになった起源はここにある。

以上でメンタルヘルスの理論的考察は終わった。次に健康サービス論で常に議論の的となる自己決定の概念について，トピックとして取り上げる。

7．補遺：参加型自己決定

1)「自己決定は主体を尊重するか」

個人の意志を尊重するために自己決定権が作られた。そう信じて心の臨床を行っていると，とんでもないトラブルに落ち込むことがある。何故だろうか。自己決定権は実用的なツールとしては不備が多いからである。

法理，法哲学の水準で未解決な問題が多く残されている。自己決定権とは何であるかを考えるには，倫理学的基礎に立ち帰る必要がある。まずは，心の専門家が行う臨床判断を三つの異なった種類に分ける。つまり，客観的判断，倫理的判断，法的判断である。第一の客観的判断では，事実と合致しているか否かを客観的で価値中立的な立場から判断をする。「根拠に基づく医療（EBM）」がその典型である。たとえば統合失調症の患者に抗精神病薬を用いるのは，「抗精神病薬は精神分裂病の治療に有効である」ことが薬効判定で証明されているからである。

しかし，援助を受ける者は単なる客観的な観察対象ではない。彼らは自らの意志を持った主体でもある。つまり，客観的知識だけでは臨床判断は成り立たない。たとえば，統合失調症には抗精

神病薬が有効であることは客観科学で証明されている。しかし患者が，もし服薬拒否したならば事態は一変する。薬物が有効だという客観的知識だけでは，この患者に強制治療してよいという結論は導き出すことはできない。何故ならば，患者の拒否は真意にもとづいた自己決定権の行使かも知れないからである。

ここに求められるのは，援助者がどのように行動するのが正しいのかという価値判断である。これが第二の倫理的判断である。要するに，真偽の問題に応えるのは客観科学であるが，善悪という価値問題に応えるのが倫理学である。そして臨床判断は客観科学的判断に倫理的判断が加わったものである。この倫理的判断を要約したものが倫理規定である。患者の自己決定権を尊重しようという点では大抵の倫理規定では当然のこととして認めている。ただし，倫理規定は専門家同志の自主的規制である。その一部が法的に規定される。

自己決定権を明記した法律は特殊な例外を除いてはほとんどない。たとえば，強制治療の是非は重大な人権的課題であり，**精神保健福祉法**が，それについて定めている。しかし，同法は自己決定権には触れてはいない。

つまり，自己決定権は抽象的には誰もが認める。実用ツールとしては不備な点が多い。

2) 自己決定権の誕生

自己決定権の起源は，**個人の自律（autonomy）**から説明するのが普通である。すでに，13世紀の神学者トマス・アクイナスはスコラ哲学の崩壊のなかで，あらためて信仰と理性の統一を図り，信仰の超越性と，人間理性を両立させようと努力し，自律の概念を導入した。近代になって，同様の視点から自律の概念を再

び取り上げたのは，カントであった。彼の考えでは，人間にはしたがうべき道徳律が存在し，人は理性によって，自由意志に基づいて，その義務を果たすべき存在であった。それ故に彼の考えは**義務論的倫理学**といわれた。

自律の意味に重要な変化が生じたのは，近代，市民的自由が確立された時であった。古い道徳律を打破したところに市民的自由の主張が生まれた。「自由な自己決定」の主張が登場した。つまり，自己決定権は権力の不当介入に対して，まだ弱体であった市民階級の自由を守るという歴史的使命を担って発生した。これを，ここでは仮に**防衛的自己決定権**と名づける。その理論的支えとなったのが，ベンサム・Jやミル・J・Sを代表とする**功利主義的倫理学**であった。功利主義の主張では，価値判断の是非はカント的な道徳律からは導き出すことはできずに，行為の結果として生じてくる快と不快の損得勘定から算出できると理論化された。この時，自己決定とは自己の快感追求への自由，つまり個人主義的なものであった。

ただし，ミルは「自由な自己決定」にも二つの制限があることを示した。**他害**と**保護**である。つまり，「他者に害を加えない限りは，人は彼自身の肉体と精神とに対しては，その主権者である」として，他害に及ばない限りにおいて自己決定権は保証されるとしたのである。これがミルの有名な他害原理であった。もう一つの制限は，判断力の不十分な人の保護である。健康回復，生命維持を目的とした保護は，個人の自由に反するどころか，「人としての義務」であると彼は考えた。ここでいう保護が**パターナリズム（父権主義，保護主義，保護）**である。

法律家が自己決定権かパターナリズムかという二者択一の論理を用いることが多いのは，このような歴史による。それが問題化

したのは老人や障害者等の社会的弱者であった。彼らは保護も自由も必要な位置にいたからである。この二者択一の論理こそが，近年の**ヘルス・プロモーション**活動のアキレスの踵であった。

3) 自己決定権の問題点

　歴史的な防衛型自己決定権では解決できない問題をいくつか例示する。何れも，重要なトピックでありながら，十分，議論されることは稀である。自己決定権では，余りにも重要な例外例が多く，不問に付される影の部分が多すぎた。

(1) 死の自己決定権

　第一の問題点は，自己決定権は「死の選択権」を保証するか，という問いで象徴的に示される。個人の自己決定が正しいとは断定できない問題では，自己決定をどう扱うべきかという問題である。

　安楽死，尊厳死が社会的に容認された時，新しい問題が生じた。もし安楽死が自己決定に基づく「良き死」ならば，それを「耐えがたい身体的苦痛」だけに認めて，心理的苦痛を除外するのは差別ではないか，という主張が一部の者から叫ばれた。ここに自己決定権に基づく「死の選択権」，即ち，「自殺する権利」が主張された。1990年，アルツハイマー病が疑われたアドキンスを，ケボキアン医師が「自殺マシーン」を用いて自殺幇助した。さらに1991年，急性白血病患者ダイアンに，クイル医師は致死量のバービツール酸系薬物を投与し死亡せしめた。もっとも典型的な「自殺する権利」を実施したのはオランダのシャボット医師であった。彼は1991年，健常とされる患者ネッティの心理的苦痛を理由に致死的薬物を処方し自殺幇助した。2000年，遂に，オラ

ンダでは安楽死法が成立した。

なお現在,一般に容認されている**尊厳死**とは,末期患者が不要な延命を受けることなく,人間の尊厳を保ったまま死にたいと考え,経管栄養や人工呼吸器など生命維持装置の使用を拒否する場合である。この行為は**自発的消極的安楽死**(voluntary passive euthanasia)と呼ばれる。その典型例が **DNR**(Do Not Resuscitate order)である。これは末期状態において心停止した場合に蘇生措置を拒否することである。患者のベッド等に,"DNR" と書いた札を示しておけば不要な蘇生は避けられる。これ以外の安楽死行為は,本人の強い要請があっても,原理的には自殺幇助罪か殺人罪に問われうるので注意されたい。

死の選択権の是非は自己決定の原理からは解き得ない。このことは自己決定権が究極の法理では有り得ないことを示して興味深い。

(2) 判断無能力と代理判断 (substitute judgement)

何が本人の決定か,真意かを自ら語りえない者がいる。特に重度な精神障害者では問題は深刻になる。防衛的自己決定権では,彼らを判断無能力と判定し,自己決定権の例外例と見なす。判断無能力とは刑法上の**責任無能力制度**,民法上の**成年後見制度**である。

一度,判断無能力者と判定されると,意志を尊重するには代理判断を用いることが多い。「もし本人が病んでいないならば判断したであろうこと」を推定し,それによって他の人が本人の自己決定を代行するのである。他者による代理判断をもって,本人の自己決定に置き代える。この手続きは慣例的に用いられているが,意外な落とし穴がある。1969年,ストランク裁判では,27歳で

あるが知能は6歳児相当の男性が，腎疾患で透析を受けている兄に腎臓を提供することの是非が争点となった。結局，臓器提供が障害者自身の意志であったに違いないと裁判官は判断した。その後，代理判断による推定的意思という名目で，次々と裁判官の欲望が語られた。臓器提供，命を失うことすら，障害者自身の意志と見なされた歴史が代理判断にはあった。そうハーモン論文は指摘している。

　自己決定は他者によってしか確認し得ない。この点では，自己決定権の背後には，自己と他者の関係がある。

4）インフォームド・コンセントにおける自己決定権

　自己決定の論理は二十世紀後半，大きく変化した。ヘルシンキ宣言から大統領委員会報告書への展開の中で，自己決定権を支える論理が，自己防衛から社会参加に展開したのである。この変化が重要である。

　医療において患者の自己決定権が認められたのは，インフォームド・コンセントの原則によってである。ナチスの人体実験への反省から，1947年，ニュールンベルグ綱領が作成され，それが発展し1964年，**ヘルシンキ宣言**になった。そこには権力の不当な介入からの自己防衛の論理があった。これ以来，人を対象とした生物医学的研究においては，必ず，同宣言にしたがうことが明記されるようになった。これは今，研究者の常識である。一方，社会医学における倫理規定として，1991年の「**疫学的研究の倫理審査のためのガイドライン**」がある。

　インフォームド・コンセントを臨床行為一般で論じたのは1982年，「**インフォームド・コンセントに関する大統領委員会報告書**」であった。まず，すべての患者に自己決定権と「知る権

利」があることを認める。そして適切なインフォームド・コンセントとは、患者と治療者が「相互の信頼と参加に基づく共同の意志決定のプロセス」であるとした。ここでは、すでに参加の論理が提示されている。

そして同意には充たす三条件がある。
1) 患者に意志決定能力が存在する。
2) 意志決定は自発的（voluntary）になされる。
3) 判断に必要な情報が存在する。

ここで必要な情報とは、さらに以下の三条件である。
1) 現在の医学的状態像と、治療しない場合の経過予測
2) 考えられる治療法と、そのリスクと利益
3) もっとも良いと考えられる選択肢

リスクと利益の損得勘定から考える点では、この原則も功利主義倫理学の影響を強く受けている。

5) 防衛型自己決定から参加型自己決定へ

インフォームド・コンセントがナチスの人体実験への反省から生じたことは、自己決定権に更に防衛的色彩を与えた。不当な介入からの自己防衛の手段として、自己決定権は更に強固な個の論理、拒絶の論理となった。それは防御型自己決定権という名に相応しい。

しかし、参加の論理が登場するのは、法的概念からではなくて、**ヘルス・プロモーション活動（健康増進）**の実践による。1986年、世界保健機関（WHO）はオタワ憲章を発表した。援助者が一方的に健康サービスを提供するだけでは不十分である。被援助者もまた自己決定する「主体」である。人は自己の健康を自己決定する権限（エンパワメント）を有するとされた。ヘルス・プロ

モーション活動が自己決定権に与えたインパクトを説明する。社会には援助が必要な人間がいる。彼らこそが，個人のニーズに応じた適切な援助を必要とする。その中には明確に自己の意志を表現できない者，判断無能力とされる者も大勢いた。しかし，それらすべての者がヘルス・プロモーション活動では社会的な主体として尊重されねばならない。そう主張されたのである。援助者は被援助者と社会を結びつける役割を負った。**ノーマライゼイションと社会参加**に向けて援助する。被援助者が自分の真意を社会に向かって表現できるように援助する。このパラダイム転換の意義は予想以上に大きかった。拒絶の論理ではなく，参加の論理に適した自己決定権の再構築が必要になるからである。

　自己決定権か保護かという二者択一の論理が支配的な時代が続いた。主として法律家が好んだこの定式化は実際には状況から懸け離れた机上のものであった。これを私は防衛的自己決定と限定して呼ぶことにした。ヘルス・プロモーション活動での「主体」の概念はこれとは異なった。つまり「自己決定を支えるための保護」が当然のこととして想定されるのである。そこでは自己決定と保護は二者択一的な定式化はない。それ故に，これに**参加型自己決定**という名を与えた。このように自己決定権を防衛型と参加型に区別した方が健康サービスの実際に対応できるからである。

(「7．補遺：参加型自己決定」は，「心の専門家が出会う法律」佐藤進監修：誠信書房，2003年より出版社の許可のもとに転載，加筆したものである)

おわりに

　これは「心」の臨床を目指す若い方に向けた初心者向けの入門書である。それを書かなくてはいけない。そんな気持ちで「面接法」,「精神疾患の面接法」に次いで漸くこの本を書き終えた。

　初めから三部作で完成する予定であった。しかし,実際に私がそれをすべて一人で書き切る予定ではなかった。

　心の時代,否,心の忘却の時代。心の専門家は何をなすべきか。何ができるか。多くの問いの内でも私が最も知りたいことは,詰まるところ,「心の専門家を自称する『私』は誰なのか」であった。今にして改めて思う。この仕事にいる限り他ならず私自身が応えなくてはならない問いがそこにあった。

　その問いの前では私自身は常に初心者であった。

　そこには自問自答の循環的行為だけがあった。それが自然に三部作を生み出した。それは私がこの道を選んでからの何十年もの年月すべてであった。その過酷なプロセスを今から振り返れば極めて楽しい営みだったと感じるから,人の心は不思議である。

　初心者のために本を書くという私の構想は,ここにかなり達成されたと自負している。人が明確な言葉で表現したことのないも

のを書いた。私が若いときに欲しかった本を私が今，書いた。読者からは独創的という御言葉をいただくことが多いが，私自身はそう感じていない。このギョウカイの常識を書いただけだからである。誰でも知っている。皆，そのように考えている。そのように行動している。私は最も常識的なものを学生のレポートのように言葉にしただけである。余りにも当たり前のことを当たり前に書いた。若い初心者に役立ててもらうためであった。

　私も皆と同じ程度の智慧は身につけねばいけないという思いから書いた。今にして思えば，私が私自身を心の専門家であると心底から思える日がくることを夢見て，唯，私のために書き続けたように思う……。そのような姿勢で本を出版することが読者に失礼にあたるかも知れないとすら気づかずに三部作を書き終えた。もし，私の基本姿勢に読者にとって失礼なものがあったとしたら，それこそ初心者の無作法として大目に見ていただく他にない。

　私が先輩達から預かったものを後輩達に語り継がねばならない。その責任を多少とも果たし得た。私自身にとって三部作を書いた成果は唯一つ。私がこの仕事を去る日を思い浮べるようになったことである。

　これを私の最後の本にするつもりはないが大きな転機にきた。この機会に今まで私の本につき合って下さった読者の方々に改めて心からの謝意を表したい。読者がいなければ私は三部作を書く気にすらならなかったろう。

　私の思考は読者なしには展開しなかった。
　やはり……，「私」の思考は他者の思考であった。感謝。

著者略歴
熊倉伸宏（くまくら　のぶひろ）
1969年　東京大学医学部卒業
1978年　東京大学医学部助手
1981—82年　英国 Fulbourn 病院,
　　　　　　およびMRC精神医学研究所に留学
1988年　東邦大学医学部助教授
1994年　東邦大学医学部教授
　　　　現在に至る

著書
「甘え」理論の研究（伊東正裕共著）星和書店　1984年,「甘え」理論と精神療法　岩崎学術出版社　1993年,臨床人間学―インフォームド・コンセントと精神障害　新興医学出版社　1994年,医学がわかる疫学（監訳）　新興医学出版社　1996年,死の欲動―臨床人間学ノート　新興医学出版社　2000年,面接法　新興医学出版社　2002年,精神疾患の面接法　新興医学出版社　2003年,社会医学がわかる公衆衛生テキスト改訂5版（編著）　新興医学出版社　2004年

メンタルヘルス原論　　　　　　　　　　　　　　　　2004ⓒ

　発　行　第1刷　2004年2月19日
　　　　　　　　　　　　　　定価はカバーに表示してあります
　著　者　熊倉　伸宏
　発行者　服部　秀夫　　　　　　　　　　　　　　検印
　印　刷　明和印刷株式会社　　　　　　　　　　　省略

　株式会社　新興医学出版社

　　〒113-0033　東京都文京区本郷6-26-8
　　　　　　電話 03（3816）2853　振替口座 00120-8-191625

ISBN 4-88002-162-8　　　　　乱丁・落丁本はおとりかえします。

- 本書の複製権・翻訳権・譲渡権・公衆送信権（送信可能化権を含む）は株式会社新興医学出版社が所有します。
- JCLS 〈㈳日本著作出版権管理システム委託出版物〉
本書の無断複写は著作権法上での例外を除き禁じられています。複写される場合は、その都度事前に㈳日本著作出版権管理システム（電話 03-3817-5670, FAX 03-3815-8199）の許諾を得て下さい。